Schlanke Stevia Rezepte zum Abnehmen

Das gesunde Koch- und Backbuch zur natürlichen Zucker-Alternative. Süßes essen mit gutem Gewissen und dabei schnell Gewicht verlieren. Mit Punkten und Nährwerten

Tanja Ludwig

Achtung, Gratis-Bonusheft!

Mit dem Kauf dieses Buches haben Sie ein kostenloses Bonusheft erworben. Dieses steht nur eine begrenzte Zeit zum Download zur Verfügung. Alle Informationen, wie Sie sich schnell das Gratis-Bonusheft sichern können, finden Sie am Ende dieses Buches.

Inhaltsverzeichnis

Einleitung

Das Kochen und Backen mit Zucker ist für viele Menschen alternativlos. Wer will es ihnen verübeln? Irgendwo muss die Süße doch schließlich herkommen! Der genussvollen Süße zum Trotz lässt sich nicht verheimlichen, dass Zucker erhebliche Nachteile hat. Er wird in den Zahnzwischenräumen von Bakterien abgebaut, wodurch er Zahnfäule – auch Karies genannt – fördert. Darüber hinaus führt er zu Blutzuckerschwankungen, die Heißhungerattacken, Übergewicht sowie Nervosität fördern. Die Liste lässt sich beliebig weit fortführen und als einziger reeller Vorteil auf der Seite des Zuckers wird die leckere Süße stehen.

Doch was würden Sie sagen, wenn Sie erführen, dass Süße auch ohne den Zucker und dessen Nachteile in der Küche Einzug halten kann?

Die Lösung lautet: Stevia. Das Süßungsmittel ist hierzulande in verschiedenen Produktformaten erhältlich und fällt durch seinen Eigengeschmack auf. So sonderbar dieser sein mag: Mit der Zeit tritt Gewöhnung ein und es wird deutlich, wie vorteilhaft die Süße ohne Zucker ist. Doch gehen wir Schritt für Schritt vor und betrachten wir Stevia näher …

Stevia ist weit mehr als das hierzulande bekannte Süßungsmittel in einer Plastikpackung! Es handelt sich um eine Pflanze, die eine bis ins 16. Jahrhundert reichende Geschichte vorzuweisen hat. Was wir hierzulande kennen und zur Süßung nutzen, sind die Steviolglykoside, die auf chemischem Wege aus der Pflanze gewonnen werden. Durch diesen Gewinnungsprozess gehen zwar die für die Gesundheit wertvollen Inhaltsstoffe der Pflanze verloren, doch ein großer und fürs Kochen wichtiger Mehrwert bleibt bestehen: Die zucker- und kalorienfreie Süße!

Die Tatsache, dass Stevia keine Kalorien und keinen Zucker enthält, bietet für die Gesundheit und das eigene Wohlbefinden unermessliche Vorteile:

▶ Blutzuckerschwankungen adé! Wird dem Körper kein Zucker zugeführt, schießt der Blutzuckerspiegel nicht hoch, sondern wird konstant angehoben. Die Folge ist ein größeres Wohlbefinden, da die aufputschende Wirkung des Zuckers ausbleibt.

- ▶ Übergewicht bekämpfen! Ein schnell wieder absinkender Blutzuckerspiegel nach zuvor rapidem Anstieg sorgt üblicherweise für Heißhungerattacken. Doch wie Sie gelernt haben – Blutzuckerschwankungen bleiben aus. Dies bedeutet: Weniger Hunger.

- ▶ Kalorien einsparen! Wer viel Zucker isst, kann sich die Kalorien an anderer Stelle nicht erlauben. Denn zu viel Kalorien haben einen Kalorienüberschuss und Übergewicht zur Folge. Da Stevia kalorienfreie Süße bringt, bestehen mehr Freiräume für andere Speisen.

- ▶ Verhinderung von Krankheiten! Während Zucker Zahnerkrankungen wie Karies und die Zuckerkrankheit Diabetes verursacht bzw. fördert, kann Stevia als Ersatz in Einzelfällen sogar eine präventive Wirkung haben.

- ▶ Abwechslung für die Küche! Stevia hat einen Eigengeschmack, der vereinzelt als gewöhnungsbedürftig bezeichnet wird. Doch unter den vielen Produkten ist gewiss etwas für den eigenen Geschmack dabei. Im gleichen Zuge ist Abwechslung in der Küche sicher!

Doch vor allem bietet Stevia eines: Süße ohne Sünde! In Werbungen werden Süßigkeiten, Desserts und Gerichte mit Zucker als süße Sünde bezeichnet. Stevia ermöglicht Ihnen, die Vorteile herauszupicken und allein die Süße zu genießen. Keine Sünde, keine gesundheitlich negativen Auswirkungen wie beim Zucker und keine Gewichtszunahmen, die das eigene Selbstbewusstsein sowie Wohlbefinden schmälern …

Es sei nämlich festgehalten, dass der Zucker an derart vielen Stellen im Alltag lauert, dass wir ihn kaum noch registrieren. Dabei sollten wir gewarnt sein: Ob Fertiggerichte, Süßes, Nachspeisen oder sogar Saucen und Dressings – Produkte mit hohem Zuckergehalt sind in fast jedem Supermarktregal zu finden.

Doch nun das Positive: All diese Zuckerfallen können Sie selbst zubereiten; nur eben mit dem hochwertigen, zuckerlosen sowie kalorienlosen Zuckerersatz Stevia! Dementsprechend erwartet Sie in diesem Kochbuch eine umfangreiche Rezeptsammlung, die wohl durchdacht zusammengestellt wurde. Sie werden hier fündig, wenn Sie Tagesmahlzeiten mit der gesunden Stevia-Süße zu sich nehmen möchten. Ebenso werden Sie fündig, falls Sie das Dressing oder die Sauce beim Sommergrillen oder für den Salat durch eine kalorienfrei gesüßte und leckere Eigenkreation ersetzen möchten. Was aber den Großteil des Kochbuchs ausmacht, sind die vielen Desserts und Backwaren, die bisher ohne Zucker kaum denkbar waren. Nun werden sie zur Realität; ohne Zucker, aber dafür mit all der Leidenschaft, Kreativität und Fantasie, die das Backen süßester Waren erfordert!

Fühlen Sie sich also eingeladen auf eine geschmackliche Reise, die Sie so schnell nicht vergessen und nie bereuen werden:

- ▶ Eine Reise, die Ihnen zeigt, durch welch einfache Maßnahmen sich eine Gewichtsabnahme realisieren lässt!

- ▶ Eine Reise, die Sie ein für alle mal den Zucker aus der Küche verbannen lässt und Sie von diesem abgewöhnt!

- ▶ Eine Reise, die Sie dazu inspiriert, durch gesunde leckere Wege die Gesundheit nachhaltig zu fördern!

Sind Sie bereit, in die vielen Facetten des Stevia-Kochbuchs einzutauchen? Dann heizen Sie den Backofen schon mal vor, stellen Sie die Zutaten hin und halten Sie den Handmixer bereit. Sie sind am Zug!

Gemischt Rezepte (Frühstück, Mittag- und Abendessen)

Kennen Sie das? Sie stellen die Ernährung deutlich um und erhoffen sich eine Verbesserung des Gesundheitszustandes oder die lang ersehnte Gewichtsabnahme. Dabei ersetzen Sie Süßes durch Stevia-Backwaren oder andere Süßungsmittel. Unter Umständen verzichten Sie sogar komplett auf Süßes. Doch irgendwie geht es nicht voran. Der Grund dafür liegt häufig an den Stellen verborgen, wo man ihn am wenigsten vermuten würde: Den drei Tagesmahlzeiten!

Auch fernab von Ketchup, Pommes, Pizza und weiteren offensichtlichen „Sünden" befinden sich Stolperfallen. Diese werden in der Regel nicht mal ansatzweise mit einer Gewichtszunahme in Verbindung gebracht. Machen Sie mal das Experiment: Schauen Sie auf die Verpackungen vermeintlich gesunder Fertiggerichte, worunter beispielsweise Tiefkühlware fällt, und studieren Sie den Zuckergehalt. Sie müssen dafür nicht mal in den Supermarkt gehen, sondern können sich einen Überblick über die Nährwertgehalte auf Verkaufsseiten im Internet ansehen. Wenig überraschend wird der Zuckergehalt erstaunlich hoch sein! Da wird Ihnen ein ums andere Mal der Gedanke durch den Kopf gehen, wie es sein kann, dass ein Salat Zucker enthält; ein Salat – dieser steht doch eigentlich für knackiges Gemüse, ergänzt um Fleisch, Fisch oder Hülsenfrüchte mit größtenteils komplexen Kohlenhydraten … Am deutlichsten tritt das Problem bei den Frühstücksprodukten zutage: Müslis, Fertiggerichte und Pfannkuchen eröffnen neue schockierende Dimensionen in Bezug auf den Zuckergehalt.

Um Ihnen ein ordentliches Repertoire an Rezepten für Mahlzeiten zu verschaffen, mit denen Sie diese bisher unerkannten Zuckerfallen beseitigen, erhalten Sie in diesem Kapitel diverse Frühstücksrezepte, die sich in Sachen Kreativität – vom Chia-Oatmeal bis zum Johannisbeer-Müsli – sehen lassen dürfen. Noch kreativer geht es bei den Salaten zu, wobei sowohl Veganer und Vegetarier als auch Pescetarier und leidenschaftliche Fleischkonsumenten voll auf Ihre Kosten kommen.

Und was sonst noch? Lassen Sie sich einfach überraschen!

Johannisbeer-Müsli

Nährwerte pro Portion: 380 kcal, 59 g KH, 26 g EW, 4 g FE

Punkte pro Portion: 9

Zutaten für <u>1 Portion:</u>

- ➢ 100 g Magerquark
- ➢ 100 g Naturjoghurt, fettarm, 1,5 %
- ➢ 100 g Johannisbeeren
- ➢ 30 g Cornflakes
- ➢ 2 EL Haferflocken
- ➢ 2 EL Weizenkeime
- ➢ 1 Msp. Stevia
- ➢ etwas Zitronensaft
- ➢ etwas Vanillemark

Zubereitung:

1. Zunächst die Johannisbeeren waschen.
2. Anschließend Cornflakes, Haferflocken und Weizenkeime in eine Schüssel geben.
3. Im Anschluss Magerquark, Naturjoghurt, Zitronensaft, Vanillemark und Stevia in einer zweiten Schüssel verrühren.
4. Zum Schluss die Quarkmischung und die Johannisbeeren über das Müsli geben.

Apfelpfannkuchen

Nährwerte pro Portion: 260 kcal, 38 g KH, 10 g EW, 7 g FE

Punkte pro Portion: 7

Zutaten für <u>6 Portionen:</u>

- ➢ 500 ml Milch, fettarm, 1,5 %
- ➢ 300 g Weizenvollkornmehl
- ➢ 2 Äpfel
- ➢ 3 Eier
- ➢ ½ Zitrone
- ➢ 1 Prise Stevia
- ➢ etwas Rapsöl

Zubereitung:

1. Zunächst die Äpfel schälen, entkernen und in kleine Würfel oder Spalten schneiden.
2. Anschließend alle Zutaten, bis auf Äpfel und Rapsöl, in eine Rührschüssel geben und zu einem homogenen Teig verarbeiten.
3. Im Anschluss die Äpfel unterheben.
4. Nun etwas Öl in einer Pfanne erhitzen und den Teig darin portionsweise von beiden Seiten goldgelb ausbacken.

Süßer Fenchelsalat

Nährwerte pro Portion: 132 kcal, 21 g KH, 3 g EW, 4 g FE

Punkte pro Portion: 3

Zutaten für 4 Portionen:

➤ 1 Knolle Fenchel
➤ 1 Dose Ananas, ohne Zucker
➤ 1 Banane
➤ 1 Handvoll Walnüsse
➤ Stevia nach Geschmack

Zubereitung:

1. Zunächst den Fenchel putzen, in dünne Scheiben schneiden und in eine Salatschüssel geben.
2. Anschließend die Banane schälen und ebenfalls in Scheiben schneiden. Diese zum Fenchel geben.
3. Nun die Ananas zusammen mit dem Saft in die Schüssel geben und alles mit Stevia abschmecken.
4. Zum Schluss den Salat noch mit den Walnüssen bestreuen und etwas ziehen lassen, bevor dieser serviert wird.

Wurstsalat

Nährwerte pro Portion: 247 kcal, 14 g KH, 31 g EW, 7 g FE

Punkte pro Portion: 0

Zutaten für <u>2 Portionen:</u>

➢ 300 g Putenbrustaufschnitt
➢ 10 Cocktailtomaten
➢ 3 Essiggurken mit Stevia
➢ 4 Frühlingszwiebeln
➢ 5 EL Essig
➢ 1 TL Senf
➢ Gurkenflüssigkeit mit Stevia
➢ Gemüsebrühe
➢ Kräuter, gehackt
➢ Salz und Pfeffer
➢ Stevia nach Geschmack

Zubereitung:

1. Als Erstes die Putenbrust und die Essiggurken in schmale Streifen schneiden. Die Tomaten waschen und halbieren.
2. Die Frühlingszwiebeln putzen und in Ringe schneiden.
3. Putenbrust, Gurken, Tomaten und Frühlingszwiebeln in eine Salatschüssel geben und vermengen.
4. Im Anschluss Essig, Gurkenflüssigkeit und Senf in ein hohes Rührgefäß geben und mixen. Mit Salz, Pfeffer, Gemüsebrühe und Stevia abschmecken und mit dem Dressing den Salat anmachen.
5. Zum Schluss noch mit den Kräutern verfeinern und genießen.

Sauerrahm-Soufflé

Nährwerte pro Portion: 133 kcal, 5 g KH, 5 g EW, 10 g FE

Punkte pro Portion: 4

Zutaten für <u>12 Portionen:</u>

➢ 8 Eier
➢ 4 EL Mehl
➢ 750 ml Sauerrahm
➢ 1 Zitrone, davon der Abrieb
➢ 1 Prise Stevia

Zubereitung:

1. Zuerst den Backofen auf 200 °C vorheizen und 12 Förmchen leicht einfetten.
2. Anschließend Sauerrahm in einen Topf geben und nach und nach das Mehl unterrühren. Bei mittlerer Wärmezufuhr die Masse so lange erhitzen, bis sie dick und cremig geworden ist. Dabei darauf achten, dass die Masse nicht zu kochen beginnt.
3. Währenddessen die Eier trennen und das Eiweiß in einem hohen Rührgefäß steif schlagen.
4. Nun den Topf vom Herd nehmen und das Eigelb nacheinander hineingeben. Ebenso den Zitronenabrieb und Stevia zur Masse geben. Alles gut vermengen.
5. Zum Schluss noch den Eischnee unterheben und die Masse in die vorbereiteten Förmchen füllen.
6. Die Soufflés für 25 Minuten auf der untersten Schiene backen.

Muffins Cheeseburger-Style

Nährwerte pro Portion: 219 kcal, 5 g KH, 14 g EW, 15 g FE

Punkte pro Portion: 7

Zutaten für <u>12 Portionen</u>:

- ➤ 500 g Rinderhackfleisch
- ➤ 200 g Cremefine wie Crème fraîche
- ➤ 100 g Käse, gerieben
- ➤ 100 g Mandeln, gemahlen
- ➤ 5 Tomaten
- ➤ 50 g Tomatenmark
- ➤ 50 g Frischkäse, fettreduziert, 0,2 %
- ➤ 25 g Sesam
- ➤ 2 Eier
- ➤ 1 EL Worcestersauce

- ➤ 1 EL Stevia
- ➤ 2 Scheiben Essiggurke
- ➤ ½ Schalotte
- ➤ 1 TL Backpulver
- ➤ 1 TL Senf
- ➤ 1 EL Balsamico
- ➤ ½ TL Currypulver
- ➤ ¼ TL Kreuzkümmel
- ➤ Salz und Pfeffer
- ➤ 1 TL Paprikapulver

Zubereitung:

1. Zunächst den Backofen auf 160 °C vorheizen und eine Muffinform leicht einfetten.
2. Anschließend das Hackfleisch in eine Schüssel geben und mit Kreuzkümmel, Pfeffer und Salz würzen.
3. Im Anschluss aus der Hackfleischmasse Hackbällchen formen und in der Pfanne anbraten.
4. Währenddessen die Eier in eine Schüssel schlagen und mit dem Frischkäse verquirlen. Backpulver, Sesam und Mandeln hinzugeben und alles gut durchkneten.
5. Den fertigen Teig in die Muffinform füllen und jeweils ein Hackbällchen hineingeben.
6. Die Muffins für 20 Minuten im vorgeheizten Ofen backen.
7. Nach Ende der Backzeit den Käse über die Muffins streuen und alles für weitere 2 Minuten backen.
8. In der Zwischenzeit wird aus Crème fraîche, Senf, Tomatenmark, Worcestersauce und Balsamico eine Sauce gerührt, die mit Paprika, Curry und Stevia abgeschmeckt wird.
9. Nun noch Tomaten, Zwiebeln und Gurken in kleine Würfel schneiden.
10. Sobald der Käse auf den Muffins zerlaufen ist, diese aus der Form lösen, mit der Sauce bestreichen und nach Belieben mit Zwiebeln, Gurken und Tomaten bestreuen.

Thunfischsalat

Nährwerte pro Portion: 289 kcal, 24 g KH, 39 g EW, 3 g FE

Punkte pro Portion: 0

Zutaten für 2 Portionen:

➢ 2 Dosen Thunfisch im eigenen Saft
➢ 1 Paprika, rot
➢ 2 Tomaten
➢ 2 Frühlingszwiebeln
➢ 1 Salatgurke
➢ 3 EL Balsamico
➢ 2 TL Stevia-Ketchup
➢ 1 TL Senf
➢ einige Stiele Basilikum
➢ 1 TL Gemüsebrühe
➢ Salz und Pfeffer

Zubereitung:

1. Als Erstes Paprika, Tomaten und Frühlingszwiebeln waschen. Die Paprika entkernen und in Würfel schneiden. Die Tomaten halbieren und würfeln. Die Frühlingszwiebeln in Ringe schneiden.
2. Nun den Thunfisch abtropfen lassen und zusammen mit dem Gemüse in eine Schüssel geben.
3. Aus Balsamico, Ketchup, Senf, Gemüsebrühe, Salz und Pfeffer ein Dressing herstellen und mit diesem den Salat anmachen.
4. Zum Schluss noch das Basilikum putzen, hacken und damit den Salat garnieren.

Obstsalat

Nährwerte pro Portion: 182 kcal, 26 g KH, 13 g EW, 3 g FE

Punkte pro Portion: 4

Zutaten für <u>5 Portionen:</u>

➢ 500 g Naturjoghurt, fettreduziert, 1,5 %
➢ 300 g Magerquark
➢ 100 g Weintrauben
➢ 2 Bananen
➢ 1 Apfel
➢ 1 Spritzer Zitronensaft
➢ 1 Handvoll Mandelsplitter
➢ 4 Msp. Stevia
➢ etwas Vanillemark

Zubereitung:

1. Zuerst die Banane schälen und in Scheiben schneiden. Den Apfel schälen, vierteln, entkernen und würfeln. Die Weintrauben waschen und halbieren.
2. Banane und Apfel mit etwas Zitronensaft beträufeln, damit sie nicht braun werden.
3. Anschließend Magerquark und Joghurt in eine Schüssel geben und verrühren. Mit Vanillemark und Stevia süßen und das Obst untermischen.

Bananen-Porridge

Nährwerte pro Portion: 384 kcal, 66 g KH, 15 g EW, 6 g FE

Punkte pro Portion: 10

Zutaten für 2 Portionen:

➢ 200 g Naturjoghurt, fettarm, 1,5 %
➢ 1 Tasse Haferflocken
➢ 2 Prisen Salz
➢ 1 Prise Kardamom
➢ 1 Prise Stevia
➢ 1 Vanilleschote
➢ ½ TL Zimt
➢ Banane

Zubereitung:

1. Zunächst die Haferflocken in einen Topf mit Wasser geben und zusammen mit Salz aufkochen.
2. Sobald die Haferflocken eine breiige Konsistenz erreicht haben, diese vom Herd nehmen und mit Vanille, Zimt, Kardamom und Stevia abschmecken.
3. Das Porridge in eine Schüssel füllen.
4. Im Anschluss die Banane schälen und in Scheiben schneiden. Die Scheiben auf das Porridge legen und alles für 20 Sekunden in die Mikrowelle stellen, damit die Banane leicht erwärmt wird. Zum Schluss noch den Joghurt über das Porridge geben.

Chia-Oatmeal

Nährwerte pro Portion: 402 kcal, 23 g KH, 25 g EW, 22 g FE

Punkte pro Portion: 7

Zutaten für <u>3 Portionen:</u>

- 150 ml Wasser
- 70 g Haferflocken
- 350 ml Milch, fettarm, 1,5 %
- 75 g Joghurt, fettarm, 1,5 %
- 50 g Erdbeeren, tiefgekühlt
- 35 g Chiasamen
- 20 g Proteinpulver, Erdbeer-Vanille-Geschmack
- einige Tropfen Stevia Fluid
- 1 Prise Salz

Zubereitung:

1. Als Erstes werden die Chiasamen im Wasser zusammen mit Joghurt und Stevia für mindestens 30 Minuten quellen gelassen. Dabei gelegentlich umrühren, damit sich keine Klümpchen bilden.
2. In der Zwischenzeit die Milch in einen Topf geben und Haferlocken und Salz hinzugeben. Alles kurz aufkochen lassen.
3. Währenddessen die aufgetauten Erdbeeren mit einer Gabel zerdrücken und mit dem Proteinpulver vermischen. Diese Mischung zur Haferflockenmasse geben und unterrühren.
4. Sollte die Haferflockenmasse etwas zu dickflüssig sein, einfach etwas mehr Milch hinzugeben.
5. Zum Schluss noch den Chia-Pudding und das Oatmeal in Gläser schichten.

Backwaren

Im Kapitel mit den Backwaren entdecken Sie die Welt der Brote und Brötchen neu. Viele Menschen treffen beim Kauf von Backwaren eine Standardauswahl. Diese ist mal breiter, mal enger. Meistens herrscht beim Gang zum Bäcker allerdings Routine: Entweder wird es das Weltmeisterbrot oder es werden die Chia-Brötchen oder aber die Wahl fällt aufs klassische Graubrot. Vor allem die weißen Brötchen sind wahre Zuckerfallen. Obendrein verschlechtern weiße Brötchen durch den geringen Ballaststoffgehalt die Verdauung.

Neben dem eventuell gesundheitlich dürftigen Mehrwert kommt erschwerend hinzu, dass wirkliche Abwechslung selten Einzug erhält. Dafür sorgt zum einen das eigene Standardprogramm bei der Auswahl, zum anderen aber haben viele Bäckereien ähnliche Produkte. Da exotische Ware weniger gekauft wird und die Ware stets frisch an den Käufer wandern muss, ist ein innovatives Angebot zu stark mit einem Verlustrisiko behaftet. Also müssen Sie selbst aktiv werden, um wirklich kreatives Brot oder ausgefallene Brötchenarten auf den Tisch zu bringen. Exakt dies ist in diesem Kapitel vorgesehen!

Haben Sie bereits von Buttermilchbrot oder Süßkartoffelbrötchen gehört? In diesem Kapitel werden Sie mit Stevia als Zutat diese verführerischen Backwaren realisieren. Des Weiteren erwarten Sie Quarkbrötchen, die durch den hohen Proteingehalt bestechen – insbesondere bei sportlichen Ambitionen ein Zugewinn! Die bereits bekannten Dinkelbrötchen und Milchbrötchen werden Sie ebenso in die Tat umsetzen, allerdings mit der Stevia-Note geschmacklich vollkommen neu erleben.

Auf geht's! Schaffen Sie sich eine komplett neue Grundlage, die Sie mit dem Aufstrich oder Belag Ihrer Wahl krönen.

Dinkelbrötchen

Nährwerte pro Portion: 85 kcal, 16 g KH, 3 g EW, 1 g FE

Punkte pro Portion: 3

Zutaten für 12 Portionen:

➤ 155 g Weizenvollkornmehl
➤ 135 g Dinkelmehl, Typ 630
➤ 200 ml Wasser, lauwarm
➤ 1 Ei
➤ 50 g Stevia
➤ 1 Pck. Trockenhefe
➤ 1 Prise Salz

Zubereitung:

1. Zunächst das Wasser in eine Schüssel geben, die Hefe darin auflösen und für 10 Minuten quellen lassen.
2. Währenddessen das Ei trennen und das Eiweiß zusammen mit Salz, Stevia, Weizenvollkorn- und Dinkelmehl zur Hefe geben. Alles gut verkneten.
3. Den Teig mit einem Küchentuch zudecken und für ca. 1 Stunde an einem warmen Ort gehen lassen.
4. Nach Ende der Gehzeit den Teig kurz durchkneten und zugedeckt für weitere 30 Minuten gehen lassen.
5. Im Anschluss eine Muffinform leicht einfetten und den Teig mit Hilfe von zwei Esslöffeln in die einzelnen Mulden füllen. Dabei darauf achten, dass die Mulden nur bis zur Hälfte gefüllt sind, da diese im Ofen noch hochgehen.
6. Danach wird der Teig nochmals für 30 Minuten gehen gelassen.
7. Währenddessen den Backofen auf 200 °C vorheizen und nach Ende der letzten Gehzeit die Brötchen darin für 12-15 Minuten backen.

Buttermilchbrot

Nährwerte pro Portion: 197 kcal, 33 g KH, 5 g EW, 5 g FE

Punkte pro Portion: 6

Zutaten für <u>12 Portionen:</u>

- ➤ 450 ml Buttermilch
- ➤ 260 g Buchweizenmehl
- ➤ 200 g Reismehl
- ➤ 3 TL Brotgewürz
- ➤ 100 g Sonnenblumenkerne
- ➤ 1 TL Stevia
- ➤ 1 TL Salz
- ➤ ¾ Pck. Trockenhefe
- ➤ ½ Pck. Sauerteigextrakt

Zubereitung:

1. Zuerst den Backofen auf 205 °C vorheizen und ein Backblech mit Backpapier auslegen.
2. Im Anschluss alle Zutaten in eine Rührschüssel geben und gut verkneten.
3. Den fertigen Teig zu einem Brotlaib formen und auf das Backblech legen. Den Teig zugedeckt für 35 Minuten gehen lassen und danach für 35 Minuten backen.

Süßkartoffelbrötchen

Nährwerte pro Portion: 224 kcal, 30 g KH, 4 g EW, 9 g FE

Punkte pro Portion: 7

Zutaten für <u>10 Portionen</u>:

- ➢ 350 g Dinkelmehl, Typ 630
- ➢ 100 g Maiskeimöl
- ➢ 50 ml Sojamilch
- ➢ 2 Süßkartoffeln
- ➢ 1 Orange
- ➢ 1 Stück Ingwer, ca. 1*2 cm
- ➢ 1 Pck. Backpulver
- ➢ 1 TL Salz
- ➢ 1 Prise Stevia
- ➢ 1 Prise Pfeffer
- ➢ 1 Prise Muskat
- ➢ 1 Prise Thymian
- ➢ 1 Prise Kurkuma

Zubereitung:

1. Als Erstes die Süßkartoffeln in einen Topf geben und kochen. Im Anschluss pellen und etwas zerkleinert in eine Rührschüssel geben.
2. Anschließend die Orange halbieren und auspressen. Den Ingwer schälen und fein reiben und Orangensaft sowie Ingwer zu den Süßkartoffeln geben.
3. Alles zusammen mit dem Mixer pürieren.
4. Nun in einer weiteren Schüssel Mehl, Stevia, Muskat, Salz, Pfeffer, Thymian und Backpulver vermischen. In die Mitte den Süßkartoffelbrei geben und so lange verkneten, bis ein homogener Teig entsteht.
5. Nach und nach Öl und Sojamilch hineingeben und unterkneten.
6. In der Zwischenzeit den Backofen auf 200 °C vorheizen und ein Backblech mit Backpapier auslegen.
7. Aus dem fertigen Teig mit angefeuchteten Händen Brötchen formen und mit einem Messer einritzen.
8. Die Brötchen für 20-25 Minuten auf mittlerer Schiene backen.

Quarkbrötchen

Nährwerte pro Portion: 81 kcal, 13 g KH, 4 g EW, 1 g FE

Punkte pro Portion: 7

Zutaten für <u>10 Portionen:</u>

- ➢ 200 g Magerquark
- ➢ 110 g Dinkelmehl
- ➢ 70 g Äpfel
- ➢ 25 g Rosinen
- ➢ 20 g Haferflocken
- ➢ 1 Ei
- ➢ 1 TL Butter
- ➢ 2 TL Weinsteinbackpulver
- ➢ 3 EL Stevia
- ➢ ½ TL Salz
- ➢ Kardamom
- ➢ Zitronensaft
- ➢ 1 Prise Kurkuma

Zubereitung:

1. Zunächst die Äpfel schälen, entkernen und in Würfel schneiden. Den Backofen auf 180 °C vorheizen und ein Backblech mit Backpapier auslegen.
2. Im Anschluss alle Zutaten in eine Schüssel geben und verkneten.
3. Mit zwei Esslöffeln den Teig klecksweise auf das vorbereitete Backblech geben und im Backofen für 27 Minuten backen.
4. Die Brötchen nach 15 Minuten mit Alufolie abdecken und in die oberste Schiene schieben, da der Boden ansonsten zu braun wird.

Milchbrötchen

Nährwerte pro Portion: 205 kcal, 36 g KH, 7 g EW, 3 g FE

Punkte pro Portion: 7

Zutaten für <u>10 Portionen:</u>

- ➣ 500 g Dinkelmehl
- ➣ 210 g Milch, fettarm, 1,5 %
- ➣ 10 g Frischhefe
- ➣ 2 Eiweiße
- ➣ 90 g Halbfettbutter
- ➣ 20 g Stevia
- ➣ 8 g Salz
- ➣ 3 EL Wasser
- ➣ 1 TL Stevia
- ➣ 1 Schale Wasser

Zubereitung:

1. Zuerst wird der Vorteig hergestellt. Hierfür 150 g Dinkelmehl, 90 g Milch und 2 g Frischhefe in eine Rührschüssel geben und verkneten. Den Teig anschließend für 3-4 Stunden gehen lassen.
2. Im Anschluss das restliche Dinkelmehl, die restliche Milch, Eiweiß, Butter, Stevia, Salz und Frischhefe hinzugeben und alles zu einem homogenen Teig verarbeiten.
3. Den Teig danach zudecken und für mindestens 1 Stunde gehen lassen.
4. Nun den Backofen auf 180 °C vorheizen und ein Backblech mit Backpapier auslegen.
5. Den Teig anschließend auf einer bemehlten Arbeitsfläche kurz durchkneten und in zehn Teile teilen. Diese zu Brötchen formen.
6. Die Brötchen auf das Backblech legen und für weitere 30 Minuten gehen lassen.
7. Zum Schluss die Brötchen noch mit einem Gemisch aus Wasser und Stevia bestreichen und eine Schale mit Wasser in den Ofen stellen.
8. Die Brötchen für 35 Minuten im Backofen backen und nach dem Backvorgang mit dem restlichen Stevia-Wasser-Gemisch bestreichen.

Marmeladen und Gelees

Da Sie sich soeben an kreativen Backwaren versucht haben, ist es als nächster Schritt nur allzu korrekt, Ihnen mit einer kleinen aber feinen Auswahl an Marmeladen und Gelees direkt den passenden Aufstrich zu präsentieren.

Marmeladen, Gelees, Konfitüren und einige weitere Produkte auf Basis von Früchten sind fertig im Supermarkt erhältlich. Man müsste doch meinen, weil ein Glas Marmelade oder Konfitüre so lange reicht und nur eine geringe Menge auf jedes Brot bzw. Brötchen aufgestrichen wird, dass der Zuckergehalt zu vernachlässigen ist. Doch Vorsicht: Dem ist nicht mal ansatzweise so! In Tests verschiedener Produkte von ALDI, REWE, EDEKA und weiterer Großunternehmen kristallisierte sich heraus, dass bei nahezu allen Produkten mit einem einzigen Aufstrich bereits die Hälfte der empfohlenen täglichen Zuckermenge zu sich genommen wird. Und nun sind Sie dran: Glauben Sie, dass es bei diesem einen Aufstrich bleibt? Meistens wohl nicht!

Deswegen führen uns die Wege zu leckerer, selbst gemachter und steviahaltiger Marmelade oder zu entsprechendem Gelee. Sie erhalten drei Klassiker an die Hand, nämlich Himbeer-, Erdbeer sowie Heidelbeer-Aufstriche. Damit parallel das ein oder andere Novum einkehrt, erwarten Sie mit der Marillen- und Zitronenmarmelade zugleich zwei extravagante Variationen.

Tauchen Sie ein in die Welt der Marmeladen und Gelees – mit Stevia für eine neue Kreativität mit unverwechselbarem Geschmack!

Erdbeermarmelade

Nährwerte pro Portion: 81 kcal, 19 g KH, 0 g EW, 0 g FE

Punkte pro Portion: 0

Zutaten für 30 Portionen (3 Gläser):

➢ 1 kg Erdbeeren
➢ 2 EL Stevia
➢ 1 EL Crema di Balsamico
➢ 1 Pck. pflanzliches Geliermittel 2:1
➢ 1 TL Zitronensaft

Zubereitung:

1. Zunächst die Erdbeeren putzen, das Grün entfernen und die Früchte halbieren.
2. Anschließend in den Mixer geben und fein pürieren. Im Anschluss noch durch ein Sieb streichen.
3. Nun Stevia, Crema di Balsamico, Geliermittel, Zitronensaft und ein paar Löffel Erdbeerpüree in eine Schüssel geben und vermischen.
4. Danach den Inhalt der Schüssel mit dem restlichen Erdbeerpüree in einen Topf geben, unter ständigem Rühren aufkochen lassen und dann für weitere 3-4 Minuten kochen lassen.
5. Zum Schluss die Erdbeermarmelade in die zuvor mit heißem Wasser ausgespülten Gläser füllen und diese verschließen.

Zitronenmarmelade

Nährwerte pro Portion: 14 kcal, 1 g KH, 3 g EW, 0 g FE

Punkte pro Portion: 0

Zutaten für <u>10 Portionen (1 Glas)</u>:

➢ 5 Zitronen
➢ 300 ml Wasser
➢ 25 g Gelfix
➢ ½ TL Stevia

Zubereitung:

1. Zunächst die Zitronen unter warmem Wasser abwaschen, halbieren und in Scheiben schneiden. Dabei die vorhandenen Kerne entfernen.
2. Danach die Zitronenscheiben achteln und zusammen mit dem Wasser in einen Topf geben.
3. Die Zitronen für 30 Minuten köcheln lassen.
4. Im Anschluss den Topf vom Herd nehmen und Gelfix und Stevia unterrühren.
5. Die Masse nochmals für 15 Minuten köcheln lassen.
6. Die Marmelade zum Schluss in ein heiß ausgespültes Glas füllen und sofort verschließen.

Heidelbeermarmelade

Nährwerte pro Portion: 19 kcal, 4 g KH, 0 g EW, 0 g FE

Punkte pro Portion: 0

Zutaten für <u>15 Portionen (1 Glas)</u>:

➢ 500 g Heidelbeeren
➢ 1 Zitrone
➢ 1 TL Stevia

Zubereitung:

1. Zuerst die Zitrone heiß abwaschen und die Schale dünn abschälen.
2. Anschließend die Heidelbeeren waschen und halbieren.
3. Nun die Zitrone auspressen und den Saft zusammen mit den Heidelbeeren, den Zitronenschalen und dem Stevia in einen Topf geben und aufkochen lassen.
4. Im Anschluss die Masse für 30 Minuten einkochen lassen, dabei immer wieder umrühren.
5. Die fertige Marmelade sofort in ein mit heißem Wasser ausgespültes Glas füllen und verschließen.

Himbeergelee

Nährwerte pro Portion: 18 kcal, 3 g KH, 1 g EW, 0 g FE

Punkte pro Portion: 4

Zutaten für <u>20 Portionen (2 Gläser)</u>:

➢ 900 g Himbeeren
➢ 300 g Gelierzucker mit Stevia
➢ 1 Vanilleschote
➢ 1 Spritzer Zitronensaft
➢ 3 EL Himbeergeist

Zubereitung:

1. Zunächst die Himbeeren putzen und zusammen mit dem Gelierzucker in einer Schüssel vermischen. Im Anschluss für mindestens 1 Stunde ziehen lassen.
2. Anschließend die Masse durch ein Sieb passieren und das Püree in einen Topf geben.
3. Nun noch die Vanilleschote aufschneiden und das Mark mit einem Messer herauslösen. Dieses ebenfalls zur Himbeermischung geben. Die Schote etwas zerkleinern und ebenso einrühren.
4. Danach den Topf auf den Herd stellen und die Masse zum Kochen bringen.
5. Zum Schluss das Gelee mit dem Himbeergeist abschmecken.
6. Einmachgläser heiß ausspülen und das Gelee sofort einfüllen. Je nach Geschmack kann die Vanilleschote entfernt oder zum Durchziehen noch im Gelee belassen werden.

Marillenmarmelade

Nährwerte pro Portion: 79 kcal, 3 g KH, 15 g EW, 0 g FE

Punkte pro Portion: 0

Zutaten für <u>30 Portionen (3 Gläser):</u>

➢ 1000 g Marillen
➢ 1 Pck. Gelierfix mit Stevia
➢ 3 TL Stevia
➢ 1 EL Rum
➢ 1 TL Zitronensäure

Zubereitung:

1. Zuerst die Marillen waschen, halbieren, den Stein entfernen und das Fruchtfleisch im Mixer pürieren.
2. Das Marillenmus in einen Topf geben und mit Gelierfix, Rum und Zitronensäure vermischen.
3. Nun die Mischung zum Kochen bringen und für 7-10 Minuten köcheln lassen. Dabei immer wieder umrühren.
4. Die Gläser heiß ausspülen und die fertige Marmelade noch heiß einfüllen und sofort mit den Deckeln verschließen.

Donuts

Es gibt diese Sorten süßen Gebäcks, die bereits beim Anblick größte Neugierde wecken und fast schon dazu nötigen, zu kosten. Dazu gehören – so sehr wie kaum ein anderes Gebäck – die Donuts. Sie blicken auf eine lange und sogar medial wirksame Geschichte zurück, die noch lange in die Zukunft hineinreichen wird. Donuts mit Stevia schlagen dabei ein weiteres beeindruckendes Kapitel der Geschichte auf!

Donut bedeutet nichts anderes als *Teignuss*. Die Bezeichnung rührt daher, dass Nüsse in der Mitte des Teigs platziert wurden, um das Gebäck rundherum einwandfrei frittieren zu können. Durch die Nüsse entstand das Loch, durch das Loch kam der Kult! In den USA entwickelt, stehen die Donuts sinnbildlich für die amerikanische Verliebtheit in süße Naschereien. Des Weiteren haben Sendungen wie *Die Simpsons* die Popularität des löchrigen Gebäcks maximal gefördert. Aber so schmackhaft und reichhaltig wie die Donuts auch sein mögen, mindestens genauso fett- und zuckerhaltig sind sie.

Mit Hilfe von Stevia werden die „düsteren Aspekte" der Donuts beseitigt, woraufhin an deren Stelle Donut-Variationen rücken, die einerseits ärmer an Fett und andererseits nahezu zuckerfrei sind. Lust, sich und andere an Weihnachten mit leckeren Zimt-Donuts zu bescheren? Besonders figurbewusst unterwegs und an Low-Carb-Donuts interessiert? Oder darf es wieder – wie bereits bei den Backwaren – die Süßkartoffel sein, die das Rezept mit einer Eigennote versieht?

Finden Sie sich und Ihren Geschmack in den fünf Rezepten dieses Kapitels wieder!

Low-Carb-Donuts

Nährwerte pro Portion: 55 kcal, 6 g KH, 5 g EW, 1 g FE

Punkte pro Portion: 1

Zutaten für 12 Portionen:

➢ 250 g Milch, fettarm, 1,5 %
➢ 80 g Mandelmehl
➢ 20 g Stevia
➢ 35 g Eiweißpulver Vanille-Geschmack
➢ 2 g Backpulver
➢ 2 Eier

Zubereitung:

1. Zunächst Eier und Milch in eine Schüssel geben und verquirlen.
2. Anschließend die restlichen Zutaten hinzufügen und alles gut verkneten.
3. Eine Donutform leicht einfetten und den Teig hineingeben.
4. Den Backofen auf 200 °C vorheizen und die Donuts darin für ca. 14 Minuten backen.

Quark-Donuts

Nährwerte pro Portion: 67 kcal, 9 g KH, 2 g EW, 2 g FE

Punkte pro Portion: 2

Zutaten für 35 Portionen:

➢ 200 g Magerquark
➢ 150 ml Milch, fettarm, 1,5 %
➢ 40 g Stevia
➢ 400 g Mehl
➢ 8 EL Öl
➢ 2 Pck. Backpulver
➢ 1 Prise Salz

Zubereitung:

1. Als Erstes den Donutmaker vorheizen und jede Mulde etwas einfetten.
2. Anschließend Öl, Quark, Stevia, Milch, Vanillezucker und Salz in eine Rührschüssel geben und gut vermengen.
3. Im Anschluss das Mehl hinzugeben und alles zu einem homogenen Teig verkneten.
4. Den Teig in die Formen füllen und die Donuts goldgelb ausbacken.
5. Mit dem restlichen Teig ebenso verfahren.
6. Am besten lässt sich der Teig mit einem Spritzbeutel oder einem an der Spitze aufgeschnittenen Gefrierbeutel in die Formen füllen.

Zimt-Donuts

Nährwerte pro Portion: 88 kcal, 2 g KH, 2 g EW, 8 g FE

Punkte pro Portion: 5

Zutaten für 20 Portionen:

- 250 ml Wasser
- 110 g Stevia
- 90 g Kokosöl, flüssig
- 50 g gelbe Leinsamen, gemahlen
- 85 g Kokosmehl
- 70 g Kokosraspeln
- 1 Ei
- 1½ TL Zimt
- ½ TL Natron
- gemahlene Vanille

Zubereitung:

1. Als Erstes den Donutmaker vorheizen und jede Mulde etwas einfetten.
2. Anschließend Stevia, Kokosmehl, Kokosraspeln, Zimt, Natron und Vanille in eine Rührschüssel geben und vermischen.
3. Nun das Wasser in eine zweite Schüssel geben und die Leinsamen darin für 10 Minuten quellen lassen. Die Schüssel dabei ins Gefrierfach stellen.
4. Währenddessen das Kokosöl zu den trockenen Zutaten in die Schüssel geben und gut vermengen.
5. Die Leinsamen aus dem Gefrierfach nehmen und das Ei hineinschlagen und verquirlen.
6. Im Anschluss die Leinsamenmischung zu der Kokosmasse geben und alles zu einem homogenen Teig verkneten.
7. Nun aus dem Teig kleine Kugeln formen und diese im Donutmaker goldgelb ausbacken.

Süßkartoffel-Donuts

Nährwerte pro Portion: 162 kcal, 9 g KH, 6 g EW, 11 g FE

Punkte pro Portion: 5

Zutaten für <u>15 Portionen:</u>

- ➣ 500 g Süßkartoffeln
- ➣ 200 g Mandeln, gemahlen
- ➣ 170 ml Mandelmilch, ungesüßt
- ➣ 30 g Proteinpulver Schokoladengeschmack
- ➣ 70 g Stevia
- ➣ 3 Eier
- ➣ 2 EL Kokosöl
- ➣ 1 TL Zimt
- ➣ 1 TL Backpulver
- ➣ 2 EL Wasser
- ➣ 1 TL Backkakao
- ➣ 5 Tropfen Flavedrops
- ➣ eine Handvoll Kokosflocken

Zubereitung:

1. Zuerst den Backofen auf 180 °C vorheizen und eine Donutform leicht einfetten.
2. Anschließend die Süßkartoffeln schälen und raspeln.
3. Nun Mandeln, Kokosöl, Stevia und Eier in eine Rührschüssel geben und schaumig schlagen.
4. Im Anschluss Backpulver, Proteinpulver und Zimt hinzugeben und untermischen.
5. Nun die Süßkartoffeln ebenfalls in die Schüssel geben, die Milch eingießen und alles gut vermengen.
6. Den fertigen Teig in die vorbereitete Donutform füllen und im Backofen für 30 Minuten backen.
7. Währenddessen Wasser und Backkakao in eine Schüssel geben und glattrühren. Zum Süßen die Flavedrops hinzugeben.
8. Die Donuts aus dem Ofen nehmen und vollständig abkühlen lassen. Dann die Glasur auf die Donuts streichen und zum Schluss mit Kokosraspeln bestreuen.

Vanille-Donuts

Nährwerte pro Portion: 125 kcal, 7 g KH, 12 g EW, 5 g FE

Punkte pro Portion: 3

Zutaten für <u>8 Portionen:</u>

- ➤ 150 g Mandelmehl
- ➤ 3 EL Stevia
- ➤ 3 Eier
- ➤ 3 TL Kokosöl
- ➤ 1½ TL Vanilleextrakt
- ➤ 1 TL Backpulver
- ➤ 1 Prise Salz
- ➤ 6 EL Puderxucker
- ➤ 2 EL Milch, fettarm, 1,5 %

Zubereitung:

1. Zunächst den Backofen auf 180 °C vorheizen und eine Donutform leicht einfetten.
2. Nun Eier und Zucker in eine Schüssel geben und schaumig schlagen.
3. Anschließend Mandelmehl, Backpulver, Kokosöl, 1 TL Vanilleextrakt und Salz hinzugeben und vorsichtig unterrühren.
4. Den Teig in die vorbereitete Donutform füllen und im Backofen für 15-20 Minuten goldgelb ausbacken.
5. Aus Milch, Puderxucker und Vanilleextrakt eine Glasur anrühren, die dann im Anschluss auf die ausgekühlten Donuts gestrichen wird.

Kekse, Plätzchen und Co.

Kekse, Plätzchen und ähnliches Kleingebäck weisen einige entscheidende Unterschiede im Vergleich zu den restlichen Backwaren dieses Kochbuchs auf: Sie sind auf große Portionen ausgelegt, haben einzeln einen geringeren Kaloriengehalt und sind insbesondere bei geladenen Gästen fast schon ein Muss. Aus diesem Grund bedient dieses Kapitel Ihre Ansprüche in dieser Kategorie mit zehn Rezepten besonders reichhaltig.

Kleingebäck eignet sich exzellent zum Mitnehmen und als Beigabe zu warmen Getränken. Ist es nicht in nahezu jedem Café üblich, als Zusatz zum Kaffee oder Tee einen Keks gereicht zu bekommen? Dann gehen Sie denselben Weg bei Ihren Gästen, jedoch mit der unnachahmlichen Stevia-Note. Allerdings ist es nicht nur das: Denn mit Stevia Kekse, Plätzchen und Co. zu backen, bedeutet auch bei den restlichen Zutaten auf eine möglichst gesunde Auswahl zu achten. Werden meistens beim Fertiggebäck in Supermärkten nicht nur das Gebäck an sich, sondern auch dessen Topping mit hohem Zuckergehalt produziert, ist dies bei Stevia grundlegend anders: Einfallsreichtum und der Mut zu neuen Wegen stehen auf dem Programm! Also nutzen Sie Ihre Chance, zwischen Zutaten wie Olivenöl, Mandelmus, Amarant und Nelken ganz neuartige Möglichkeiten zu entdecken, an die Sie früher bei der Zubereitung von Plätzchen nicht gedacht hätten.

Na, neugierig? Dann stillen Sie die Neugier!

Vanillekipferl

Nährwerte pro Portion: 22 kcal, 2 g KH, 0 g EW, 1 g FE

Punkte pro Portion: 1

Zutaten für <u>50 Portionen:</u>

- ➢ 100 g Halbfettbutter
- ➢ 70 g Stevia
- ➢ 50 g Walnüsse, gemahlen
- ➢ 140 g Mehl
- ➢ 3 TL Vanillepulver

Zubereitung:

1. Zunächst die Butter in Stücke schneiden und zusammen mit 50 g Stevia, Walnüssen, Mehl und 2 TL Vanillepulver in eine Rührschüssel geben. Alles gut miteinander verkneten.
2. Anschließend zwei Rollen aus dem Teig formen und diese in Frischhaltefolie gewickelt für 2 Stunden kaltstellen.
3. Im Anschluss die Rollen aus der Kühlung nehmen und den Teig in Scheiben schneiden.
4. Aus den Scheiben Kipferl formen und diese auf ein mit Backpapier ausgelegtes Backblech legen.
5. Nun die Kipferl im vorgeheizten Backofen bei 160 °C für 15-17 Minuten backen.
6. In der Zwischenzeit das restliche Stevia in einem Mixer pulverisieren und mit dem letzten TL Vanillepulver vermischen.
7. Nach Ende der Backzeit die Puderzuckermischung über die Kipferl streuen.

Linzer Plätzchen

Nährwerte pro Portion: 45 kcal, 6 g KH, 1 g EW, 2 g FE

Punkte pro Portion: 2

Zutaten für <u>50 Portionen:</u>

- ➢ 250 g Joghurtbutter, weich
- ➢ 280 g Mehl
- ➢ 3 Eigelb
- ➢ 0,1 g Stevia-Extrakt
- ➢ 1 Prise Salz
- ➢ Konfitüre nach Wahl mit Stevia

Zubereitung:

1. Als Erstes die Butter zusammen mit dem Eigelb schaumig schlagen.
2. Anschließend Stevia-Extrakt, Salz und Mehl hinzugeben und alles zu einem homogenen Teig verkneten.
3. Aus dem Teig eine Kugel formen und diese in Frischhaltefolie gewickelt für 1 Stunde kühlen.
4. Nun den Backofen auf 170 °C vorheizen und ein Backblech mit Backpapier auslegen.
5. Im Anschluss den Teig aus der Kühlung nehmen, dünn ausrollen und mit einem Ausstecher nach Wahl die Plätzchen ausstechen.
6. Die ausgestochenen Plätzchen auf das Backblech legen und für 10-15 Minuten im Ofen backen.
7. Wenn sie goldgelb gebacken sind, die Plätzchen aus dem Ofen nehmen und auskühlen lassen.
8. Zum Schluss die Hälfte der Plätzchen mit der Konfitüre einstreichen und mit der anderen Hälfte belegen.

Mandelstangen

Nährwerte pro Portion: 26 kcal, 3 g KH, 1 g EW, 1 g FE

Punkte pro Portion: 1

Zutaten für 70 Portionen:

- ➢ 250 g Mehl
- ➢ 100 g Mandeln, gemahlen
- ➢ 100 g Joghurtbutter, weich
- ➢ 6 EL Milch, fettarm, 1,5 %
- ➢ 1 TL Backpulver
- ➢ 0,6 g Stevia-Extrakt
- ➢ 1 Prise Salz
- ➢ 1 Eigelb

Zubereitung:

1. Zuerst die Milch in einen Topf geben und zusammen mit Salz und Stevia-Extrakt erhitzen.
2. Währenddessen Mehl, Mandeln, Backpulver und Butter in eine Rührschüssel geben und verkneten.
3. Nach und nach die Milch zum Teig geben und unterkneten. Aus dem Teig eine Kugel formen und diese in Frischhaltefolie gewickelt für 1 Stunde kühlen.
4. Währenddessen den Backofen auf 170 °C vorheizen und ein Backblech mit Backpapier auslegen.
5. Nun den Teig auf einer bemehlten Arbeitsfläche dünn ausrollen und in Stangen schneiden.
6. Die Stangen auf das Backblech legen und mit dem verquirlten Eigelb einpinseln.
7. Die Mandelstangen für 15-17 Minuten goldgelb ausbacken.

Mürbeplätzchen

Nährwerte pro Portion: 53 kcal, 6 g KH, 1 g EW, 3 g FE

Punkte pro Portion: 2

Zutaten für <u>45 Portionen:</u>

➤ 350 g Mehl
➤ 250 g Halbfettbutter
➤ 3 Eigelb
➤ 0,6 g Stevia-Extrakt
➤ 2 TL Stevia-Granulat
➤ 1 Prise Salz
➤ 3 EL Haselnüsse, gemahlen, zum Wenden

Zubereitung:

1. Als Erstes die Butter in eine Schüssel geben und mit dem Handrührgerät schaumig schlagen.
2. In einer zweiten Schüssel Eigelb zusammen mit Salz und Stevia-Extrakt vermischen und unter die Butter rühren.
3. Nun das Mehl in die Buttermischung sieben und alles zu einem homogenen Teig verarbeiten. Den Teig zu einer Kugel formen und diesen in Frischhaltefolie eingepackt für 1 Stunde kühlen.
4. Währenddessen den Backofen auf 170 °C vorheizen und ein Backblech mit Backpapier auslegen.
5. Anschließend den Teig aus der Kühlung nehmen und auf einer bemehlten Arbeitsfläche dünn ausrollen.
6. Jetzt die Plätzchen mit einem Ausstecher ausstechen.
7. Im Anschluss das Eiweiß in einem tiefen Teller verquirlen und die Haselnüsse in einen zweiten Teller geben. Nun die Plätzchen zunächst in dem Eiweiß und anschließend in den Haselnüssen wenden.
8. Die Plätzchen auf das Backblech legen und für 20 Minuten im Ofen backen.
9. Zum Schluss die fertigen Plätzchen noch in dem Stevia-Granulat wenden und genießen.

Zimtschnecken

Nährwerte pro Portion: 77 kcal, 10 g KH, 2 g EW, 3 g FE

Punkte pro Portion: 2

Zutaten für <u>15 Portionen:</u>

- ➢ 150 g Mehl
- ➢ 100 g Magerquark
- ➢ 2 EL Milch, fettarm, 1,5 %
- ➢ 3 EL Olivenöl
- ➢ 2 EL Stevia
- ➢ 1 Banane
- ➢ ½ Pck. Backpulver
- ➢ Zimt nach Geschmack

Zubereitung:

1. Zunächst die Banane schälen und mit einer Gabel zerquetschen.
2. Anschließend Mehl, Quark, Milch, Olivenöl, Stevia und Backpulver in eine Schüssel geben und verkneten.
3. Nun den Teig dünn ausrollen und mit dem Bananenmus bestreichen. Alles mit Zimt bestreuen und den Teig dann der Länge nach aufrollen.
4. Die Rolle in Scheiben schneiden und diese auf ein mit Backpapier ausgelegtes Backblech legen.
5. Die Zimtschnecken im vorgeheizten Backofen bei 200 °C für 10-15 Minuten backen.

Spritzgebäck

Nährwerte pro Portion: 37 kcal, 1 g KH, 2 g EW, 3 g FE

Punkte pro Portion: 2

Zutaten für <u>45 Portionen:</u>

➢ 120 g Halbfettbutter, weich
➢ 100 g Mandelmehl
➢ 2 Eier
➢ 50 g Stevia
➢ 1 EL Espresso
➢ 1 EL Zitronensaft
➢ 1 Prise Salz
➢ 1 Msp. Bourbon-Vanille
➢ 150 g Xucker Chocolate Drops

Zubereitung:

1. Zunächst den Backofen auf 170 °C vorheizen und ein Backblech mit Backpapier auslegen.
2. Im Anschluss die Butter zusammen mit den Eiern in eine Schüssel geben und schaumig schlagen.
3. Nun die restlichen Zutaten bis auf die Chocolate Drops hinzugeben und alles zu einem homogenen Teig verarbeiten.
4. Anschließen den Teig in einen Spritzbeutel geben und auf das Backblech setzen.
5. Die Plätzchen für 13-15 Minuten goldgelb backen.
6. Währenddessen die Schokolade über einem Wasserbad schmelzen und das Spritzgebäck, nachdem es fertig gebacken und abgekühlt ist, darin glasieren.

Dinkelplätzchen

Nährwerte pro Portion: 48 kcal, 5 g KH, 1 g EW, 3 g FE

Punkte pro Portion: 1

Zutaten für <u>45 Portionen:</u>

➢ 250 g Dinkelmehl
➢ 100 g Butter
➢ 30 g Kokosraspeln
➢ 3 EL Amarant, gepoppt
➢ 2 EL Erdmandeln
➢ 1 Ei
➢ 2 EL Mandelmus
➢ 3 TL Stevia
➢ 1 TL Backpulver

Zubereitung:

1. Als Erstes den Backofen auf 180 °C vorheizen und ein Backblech mit Backpapier auslegen.
2. Anschließend Mehl, Kokosraspeln, Amarant, Erdmandeln, Stevia und Backpulver in eine Schüssel geben. Butter, Ei und Mandelmus hinzugeben und verkneten.
3. Den fertigen Teig zu einer Kugel formen, mit Frischhaltefolie einwickeln und für 1 Stunde kühlen.
4. Im Anschluss den Teig auf einer bemehlten Arbeitsfläche ausrollen und mit Ausstechern die Plätzchen ausstechen.
5. Die Plätzchen auf das Backblech legen und für 12-15 Minuten im Ofen backen.

Lebkuchen

Nährwerte pro Portion: 139 kcal, 3 g KH, 4 g EW, 12 g FE

Punkte pro Portion: 5

Zutaten für <u>20 Portionen:</u>

- ➤ 200 g Haselnüsse, gemahlen
- ➤ 120 g Stevia
- ➤ 50 g Haselnüsse, gehackt
- ➤ 50 g Mandeln, gehackt
- ➤ 3 Eier
- ➤ 8 g Lebkuchengewürz
- ➤ 1 TL Pottasche
- ➤ 1 TL Wasser
- ➤ 1 TL Zimt
- ➤ 1 Fläschchen Rumaroma
- ➤ 100 g Xucker Chocolate Drops

Zubereitung:

1. Als Erstes einen Teelöffel Wasser in eine Schale geben und die Pottasche darin auflösen.
2. In eine zweite Schüssel Eier, Stevia, Rumaroma und die aufgelöste Pottasche geben und alles gut vermengen, bis die Masse cremig ist.
3. Anschließend Haselnüsse, Mandeln, Lebkuchengewürz und Zimt in einer weiteren Schüssel vermengen und diese zur Eimasse geben.
4. Alles zu einem homogenen Teig verarbeiten.
5. Nun den Backofen auf 180 °C vorheizen und ein Backblech mit Backpapier auslegen.
6. Die Lebkuchenmasse mit Hilfe eines Esslöffels auf das Backblech geben, etwas flach drücken und für 35-40 Minuten backen.
7. Währenddessen die Schokolade über einem Wasserbad schmelzen und zur Seite stellen.
8. Die Lebkuchen aus dem Ofen nehmen, abkühlen lassen und anschließend mit der Schokolade glasieren.

Bärentatzen

Nährwerte pro Portion: 75 kcal, 2 g KH, 2 g EW, 6 g FE

Punkte pro Portion: 3

Zutaten für <u>45 Portionen:</u>

- ➢ 200 g Mandeln, gemahlen
- ➢ 250 g Stevia
- ➢ 130 g Haselnüsse, gemahlen
- ➢ 200 g Xucker Chocolate Drops, fein geraspelt
- ➢ 4 Eiweiß
- ➢ 3 TL Backkakao
- ➢ ½ Pck. Zitronenabrieb
- ➢ 1 TL Zimt
- ➢ 2 Prisen Vanillepulver
- ➢ 1 Prise Salz
- ➢ 2 Msp. Nelkenpulver
- ➢ 1 Msp. Pimentpulver

Zubereitung:

1. Zunächst den Backofen auf 160 °C vorheizen und ein Backblech mit Backpapier auslegen.
2. Nun das Eiweiß in ein hohes Rührgefäß geben und mit einer Prise Salz steif schlagen. 150 g Stevia nach und nach hinzugeben.
3. Anschließend Mandeln, Haselnüsse, Vanille, Backkakao, Schokolade, Zitronenabrieb, Zimt, Salz, Nelken- und Pimentpulver hinzugeben und untermengen.
4. Den Teig in den Kühlschrank stellen und 2 Stunden lang kaltstellen.
5. Im Anschluss aus dem Teig walnussgroße Portionen ausstechen und zu Kugeln formen. Diese im restlichen Stevia wenden und auf das Backblech legen.
6. Mit einer Gabel werden die Teiglinge zu Bärentatzen geformt. Hierfür die Kugeln mit einer Gabel flachdrücken.
7. Die Plätzchen zum Schluss für 17 Minuten im Ofen backen.

Haselnusskekse

Nährwerte pro Portion: 194 kcal, 19 g KH, 5 g EW, 11 g FE

Punkte pro Portion: 7

Zutaten für <u>10 Portionen</u>:

- ➢ 250 g Dinkelmehl
- ➢ 150 g Halbfettbutter
- ➢ 100 g Haselnüsse, gemahlen
- ➢ 1 Ei
- ➢ 5 EL Stevia
- ➢ 1 Vanilleschote

Zubereitung:

1. Zuerst die Butter zerkleinern. Die Vanilleschote halbieren und mit Hilfe eines Messers auskratzen.
2. Nun alle Zutaten zusammen in eine Schüssel geben und zu einem homogenen Teig verkneten.
3. Im Anschluss den Teig zudecken und für eine Stunde in den Kühlschrank stellen.
4. Währenddessen den Backofen auf 200 °C vorheizen und ein Backblech mit Backpapier auslegen.
5. Jetzt den Teig aus dem Kühlschrank nehmen, auf einer bemehlten Arbeitsfläche durchkneten und zu 10 Kugeln formen.
6. Die Kugeln auf das Backblech setzen und mit der flachen Hand plätten.
7. Zum Schluss die Kekse für 20 Minuten fertig backen.

Muffins

Möchten Sie es geschmacklich auf die Spitze treiben? Dann ist die Kategorie Muffins in diesem Kapitel eine der vielen richtigen Adressen. Jedoch haben die Muffin-Rezepte mit Stevia eine große Besonderheit im Vergleich zu den sonstigen Rezepten: Sie gehen von der Auswahl der Zutaten her in eine noch mutigere Richtung!

- ▶ Wenn frische sowie gedörrte Aprikosen und Mandeln miteinander kombiniert werden, …

- ▶ Sobald Möhren mit Pistazien und Orangen eine Einheit bilden, …

- ▶ Sofern sich eine Kombi aus Soja, Apfelessig und Himbeeren ergibt, …

… dann ist definitiv der Zeitpunkt gekommen, an dem es heißt: Backen mit Stevia anstatt Zucker!

Doch gehen all diese Kombinationen geschmacklich auf? Mehr sogar: Selbst, wenn Ihnen einzelne Zutaten nicht zusagen, besteht die Möglichkeit, dass diese in Kombination mit den anderen Zutaten einen komplett neuen und für Sie plötzlich leckeren Geschmack entfalten!

Probieren Sie es aus, denn Sie können nur gewinnen; und zwar in Form eines Gebäcks, das optisch und geschmacklich extravagant anmutet, die Nachteile des Zuckers umgeht und Sie die vielzitierte Süße ohne Sünde auskosten lässt.

Eine bunte Auswahl aus fünf Rezepten erwartet Sie … Finden Sie Ihren persönlichen Muffin-Liebling!

Aprikosen-Muffins

Nährwerte pro Portion: 195 kcal, 20 g KH, 5 g EW, 12 g FE

Punkte pro Portion: 6

Zutaten für 12 Portionen:

- 300 g Aprikosen
- 220 g Mehl
- 100 g Halbfettbutter
- 100 g Sauerrahm
- 70 g Stevia

- 60 g Mandeln, geschält
- 8 Dörraprikosen
- 2 Eier
- 2 TL Backpulver
- ½ Zitrone

Zubereitung:

1. Zunächst die Aprikosen waschen, halbieren, entsteinen und klein schneiden. Die Dörraprikosen kleiner schneiden als die frischen Aprikosen.
2. Nun die Zitrone waschen und die Schale dünn abschälen.
3. Im Anschluss die Mandeln hacken und einen Esslöffel davon in einer Schale zur Seite stellen.
4. Jetzt eine Pfanne auf dem Herd erwärmen und den Hauptteil der Mandeln darin anrösten. Sofort aus der Pfanne nehmen, damit die Mandeln nicht zu dunkel werden.
5. Anschließend die Butter schmelzen und abkühlen lassen, bis sie nur noch lauwarm ist.
6. Der Backofen wird nun auf 180 °C vorgeheizt und eine Muffinform entweder mit Papierförmchen ausgelegt oder leicht eingefettet.
7. Während der Ofen sich vorheizt, werden die Eier in eine Rührschüssel gegeben und schaumig geschlagen. Sauerrahm, Zitronenschalen und 65 g Stevia hinzugeben und alles gut vermischen. Die Butter unterrühren.
8. Nun Backpulver, Mehl und Mandeln in einer weiteren Schüssel vermengen und unter die Eimasse rühren.
9. Zum Schluss die Aprikosen unter den Teig heben und diesen in die vorbereitete Muffinform füllen.
10. Anschließend die restlichen Mandeln aus der Schale und das Stevia vermischen und diese Mischung über die Muffins streuen.
11. Die Muffins für 25 Minuten im Ofen backen und auskühlen lassen, bevor sie serviert werden.

Bananen-Muffins

Nährwerte pro Portion: 119 kcal, 13 g KH, 4 g EW, 5 g FE

Punkte pro Portion: 3

Zutaten für <u>12 Portionen:</u>

➤ 135 g Hirse, gemahlen
➤ 50 g Mandeln, gemahlen
➤ 20 g Kokosraspeln
➤ 125 ml Milch, fettarm, 1,5 %
➤ 50 g Magerquark
➤ 30 g Sauerrahm
➤ 1 EL Agavendicksaft
➤ 0,4 g Stevia-Pulver
➤ 1 Banane, reif
➤ 1 Pck. Backpulver
➤ 3 Eier
➤ ½ Zitrone, davon der Saft
➤ 1 Msp. Zimt

Zubereitung:

1. Als Erstes die Banane schälen, klein schneiden und zusammen mit dem Zitronensaft im Mixer pürieren.
2. Nun in einer Rührschüssel Milch, Sauerrahm, Eier, Stevia, Quark und Agavendicksaft vermengen.
3. Anschließend in einer weiteren Schüssel Hirse, Zimt, Mandeln, Kokosraspeln und Backpulver vermischen.
4. Im Anschluss die pürierte Banane zur Milchmischung geben und nach und nach die Hirsemischung einrühren.
5. Den Backofen auf 180 °C vorheizen und eine Muffinform entweder leicht einfetten oder mit Papierförmchen auslegen.
6. Den fertigen Teig in die Muffinförmchen füllen und diese für 25 Minuten im Ofen backen.

Fruchtige Möhren-Muffins

Nährwerte pro Portion: 32 kcal, 4 g KH, 1 g EW, 1 g FE

Punkte pro Portion: 1

Zutaten für 12 Portionen:

- 30 g Möhren
- 30 g Stevia
- 50 g Weizenvollkornmehl
- 10 g Pistazien, gehackt
- 1 Orange
- 1 Ei
- 1 TL Magerquark
- 1 TL Backpulver
- 1 Prise Salz

Zubereitung:

1. Zuerst wird der Ofen auf 180° C vorgeheizt und eine Muffinform entweder mit Papierförmchen ausgelegt oder leicht eingefettet.
2. Anschließend Magerquark, Mehl, Stevia, Backpulver, Salz, Ei und die Karotten in eine Rührschüssel geben und vermengen.
3. Die Orange heiß abwaschen und die Schale dünn abschälen. Anschließend halbieren und den Saft auspressen.
4. Orangenschalen und -saft zum Teig hinzufügen und alles gut verkneten.
5. Nun den fertigen Teig in die vorbereiteten Förmchen füllen und im Ofen für 20-25 Minuten backen.

Käsekuchen-Muffins

Nährwerte pro Portion: 32 kcal, 1 g KH, 5 g EW, 1 g FE

Punkte pro Portion: 1

Zutaten für <u>12 Portionen:</u>

- ➤ 250 g Magerquark
- ➤ 100 g Stevia
- ➤ 20 g Proteinpulver Vanillegeschmack
- ➤ 2 Eier
- ➤ Zitronensaft

Zubereitung:

1. Zunächst den Backofen auf 180 °C vorheizen und eine Muffinform mit Papierförmchen auslegen oder leicht einfetten.
2. Anschließend alle Zutaten zusammen in eine Rührschüssel geben und zu einem homogenen Teig verkneten.
3. Im Anschluss den Teig in die Förmchen füllen und die Muffins für 30 Minuten im Ofen backen.

Himbeer-Muffins

Nährwerte pro Portion: 115 kcal, 23 g KH, 4 g EW, 1 g FE

Punkte pro Portion: 4

Zutaten für <u>8 Portionen:</u>

- ➢ 240 g Mehl
- ➢ 180 ml Sojamilch
- ➢ 75 g Himbeeren
- ➢ 80 g Stevia
- ➢ 1 TL Vanilleextrakt
- ➢ 1 TL Backpulver
- ➢ ¼ TL Salz
- ➢ ½ TL Apfelessig

Zubereitung:

1. Als Erstes den Ofen auf 180 °C vorheizen und eine Muffinform mit Papierförmchen auslegen oder leicht einfetten.
2. Nun die Sojamilch zusammen mit dem Apfelessig verrühren und 5-10 Minuten ruhen lassen. Dadurch wird die Masse zu einer Art Buttermilch.
3. Anschließend Mehl, Backpulver, Stevia und Salz in einer Rührschüssel vermengen und die Buttermilch nach und nach hinzugeben. Jetzt das Vanilleextrakt und die gewaschenen und etwas zerkleinerten Himbeeren hinzugeben und unterheben.
4. Nun noch den fertigen Teig in die Förmchen füllen und für 20-25 Minuten im Ofen goldgelb backen.
5. Die Muffins können auch mit anderen Beerensorten gemacht werden.

Brownies

Um auch bei den Brownies kreative Wege einzuschlagen, haben wir die unter traditionellen Gesichtspunkten wohl seltsamste Rezeptauswahl getroffen. „Seltsam" bedeutet in diesem Fall jedoch keineswegs fragwürdig, sondern überraschend und neue Perspektiven eröffnend. Doch gehen wir Schritt für Schritt vor …

Womit verbinden Sie Brownies von den Zutaten her? Es ist allem voran die Schokolade. So ist ein Brownie im Prinzip einfach ein Schokokuchen, der seine charakteristische rechteckige Form hat. Hin und wieder gibt es Rosinen oder Cashewnüsse als Zutat, mal ein paar Streusel. Ebenso ist als Abwechslung zum klassischen dunklen Brownie einer mit weißer Schokolade auf dem Markt bekannt. Doch weitere Änderungen und Variationen der Brownies erscheinen abwegig.

An dieser Stelle setzt die Auswahl unserer fünf Brownie-Rezepte an. Denn diese verstoßen gegen jegliche Traditionen, die bislang im Bereich der Brownies weit verbreitet waren. Dies liegt nicht zwingend am Stevia-Gehalt, dafür umso mehr an einzelnen hervorstechenden Zutaten, die sich wie folgt auf die fünf Rezepte verteilen:

- ▶ Kidneybohnen
- ▶ Rote Beete
- ▶ Süßkartoffel
- ▶ Avocado
- ▶ Macadamia

Kaum vorstellbar? Ganz im Gegenteil … Sogar umsetzbar ist es; mit den Anleitungen in diesem Kapitel!

Kidneybohnen-Brownies

Nährwerte pro Portion: 122 kcal, 6 g KH, 7 g EW, 7 g FE

Punkte pro Portion: 4

Zutaten für <u>12 Portionen:</u>

- ➢ 1 Dose Kidneybohnen
- ➢ 100 g Backkakao
- ➢ 50 g Eiweißpulver Schokoladengeschmack
- ➢ 3 Eier
- ➢ 5 g Stevia
- ➢ 1 EL Rapsöl
- ➢ 1 TL Vanilleextrakt
- ➢ 2 TL Backpulver
- ➢ 2 EL Mandelbutter
- ➢ ¼ TL Salz
- ➢ nach Belieben Xucker Chocolate Drops

Zubereitung:

1. Zuerst wird der Backofen auf 180 °C vorgeheizt und eine Brownieform leicht eingefettet.
2. Im Anschluss die Kidneybohnen in den Mixer geben und pürieren.
3. Nun die Kidneybohnen zusammen mit den restlichen Zutaten in eine Rührschüssel geben und zu einem homogenen Teig verarbeiten.
4. Anschließend den Teig in die Brownieform füllen und mit den Chocolate Drops garnieren.
5. Die Brownies für 15 Minuten backen.

Rote-Bete-Brownies

Nährwerte pro Portion: 289 kcal, 8 g KH, 8 g EW, 24 g FE

Punkte pro Portion: 11

Zutaten für <u>15 Portionen:</u>

➤ 300 g Mandeln, gemahlen
➤ 250 g Halbfettmargarine
➤ 250 g Xucker Chocolate Drops
➤ 150 g Stevia
➤ 5 Eier
➤ 150 g Rote Bete
➤ 1 Pck. Backpulver
➤ 4 Stängel Basilikum

Zubereitung:

1. Zuerst die Margarine zusammen mit der Schokolade in eine Schüssel geben und über dem Wasserbad schmelzen lassen.
2. Nun die Eier in eine Schüssel schlagen und die Buttermischung unterrühren.
3. Anschließend das Basilikum putzen und hacken. Die Rote Bete in Würfel schneiden.
4. Danach Basilikum, Rote Bete und die restlichen Zutaten zum Buttergemisch geben und verkneten.
5. Im Anschluss den Backofen auf 150 °C vorheizen und ein Backblech mit Backpapier auslegen.
6. Den Teig auf dem Backblech verteilen und für 45-60 Minuten im Ofen backen. Ob die Brownies durch sind, kann am besten mit der Stäbchenprobe überprüft werden.

Süßkartoffel-Brownies

Nährwerte pro Portion: 64 kcal, 3 g KH, 2 g EW, 5 g FE

Punkte pro Portion: 2

Zutaten für 32 Portionen:

➢ 170 g Süßkartoffeln
➢ 150 g Avocados
➢ 150 g Backkakao
➢ 40 g Stevia
➢ 100 g Xucker Chocolate Drops
➢ 35 g Pekannüsse
➢ 30 g Kokosmehl
➢ 2 Eier
➢ 1½ TL Backpulver
➢ 1 Fläschchen Butter-Vanille-Aroma
➢ 1 Spritzer Zitronensaft

Zubereitung:

1. Zunächst die Süßkartoffel mehrfach mit einer Gabel einstechen und für 7-8 Minuten bei 600 Watt in der Mikrowelle erwärmen.
2. In der Zwischenzeit die Avocado halbieren, den Stein entfernen und das Fruchtfleisch mit einem Löffel herauslösen.
3. Nun das Avocado-Fruchtfleisch zusammen mit den Eiern, einem Spritzer Zitronensaft und dem Butter-Vanille-Aroma in einen Mixer geben und pürieren.
4. Danach in einer Schüssel Kokosmehl, Backkakao und Backpulver vermischen.
5. Im Anschluss die Süßkartoffel schälen, abkühlen lassen und zur Avocadomasse geben. Die Masse vermengen und in die weitere Schüssel zum Backkakao-Gemisch geben. Alles gut vermengen.
6. Anschließend Schokolade und Nüsse untermischen und den Teig in eine mit Backpapier ausgelegte Brownieform füllen.
7. Die Brownies für 15-20 Minuten im Ofen backen.

Avocado-Brownies

Nährwerte pro Portion: 174 kcal, 12 g KH, 4 g EW, 12 g FE

Punkte pro Portion: 7

Zutaten für <u>24 Portionen:</u>

- ➢ 200 g Xucker Chocolate Drops
- ➢ 150 g Kokosblütenzucker
- ➢ 100 g Mandeln, gemahlen
- ➢ 60 g Backkakao
- ➢ 4 Eier
- ➢ 2 Avocados
- ➢ 125 g Heidelbeeren
- ➢ 1 Dose Kokosmilch, fettreduziert
- ➢ 175 g Frischkäse, fettreduziert
- ➢ 1 Beutel Bourbon-Vanillearoma
- ➢ 3 TL Ahornsirup
- ➢ ½ TL Backpulver
- ➢ 20 g Stevia

Zubereitung:

1. Als Erstes die Schokolade in eine Schale geben und über dem Wasserbad schmelzen.
2. Anschließend die Avocado halbieren, den Stein entfernen und das Fruchtfleisch mit einem Löffel herauslösen.
3. Nun das Avocadofruchtfleisch zusammen mit Eiern, Vanillearoma, Ahornsirup und Kokosblütenzucker in einen Mixer geben und pürieren.
4. Im Anschluss die Schokolade und dann Mandeln, Backpulver und Kakao untermischen.
5. Danach eine Brownieform mit Backpapier auslegen und den Teig einfüllen. Mit den Heidelbeeren belegen und für 20-25 Minuten im Ofen backen. Anschließend auskühlen lassen.
6. Währenddessen das Feste der Kokosmilch in eine Schüssel geben und zerdrücken. Mit dem Frischkäse cremig rühren. Zum Schluss noch mit dem Stevia süßen.
7. Das Topping auf den Brownies verteilen und die Brownies für 1 Stunde im Kühlschrank lagern.

Macadamia-Brownies

Nährwerte pro Portion: 109 kcal, 3 g KH, 2 g EW, 9 g FE

Punkte pro Portion: 4

Zutaten für <u>24 Portionen:</u>

- ➢ 150 g Macadamianüsse
- ➢ 115 g Xucker Chocolate Drops
- ➢ 100 g Halbfettbutter, geschmolzen
- ➢ 4 Eier
- ➢ 3 EL Kokosmehl
- ➢ 3 EL Backkakao
- ➢ 2 EL Stevia
- ➢ 2 TL Weinsteinbackpulver
- ➢ 1 Prise Salz
- ➢ 1 Vanilleschote

Zubereitung:

1. Als Erstes den Backofen auf 180 °C vorheizen und ein Backblech mit Backpapier auslegen.
2. Nun die Vanilleschote halbieren und das Mark mit einem Messer herauslösen.
3. Anschließend die Macadamianüsse hacken und die Schokolade über einem Wasserbad schmelzen.
4. Danach die Schokolade mit der geschmolzenen Butter, dem Vanillemark, Stevia und den Eiern in eine Rührschüssel geben und verrühren.
5. Im Anschluss Backkakao, Kokosmehl, Backpulver und Salz untermischen und zuletzt die Nüsse unterheben.
6. Den fertigen Teig auf dem Backblech verteilen und zunächst für 10 Minuten backen. Anschließend die Temperatur auf 150 °C verringern und nochmals für 20 Minuten fertig backen.

Kuchen

Während es bei Muffins und Brownies sowie anderen Kategorien leichter fiel, Neuheiten einzubringen, ist dies bei Kuchen schwerer, da hier schon das aktuell gewohnte Angebot in Bäckereien, Konditoreien und Läden eine enorme Vielfalt widerspiegelt. Dementsprechend fiel die Entscheidung darauf, keine großen Innovationen zu schaffen, sondern anhand von zehn Rezepten möglichst adäquat die Ihnen bereits bekannte Vielfalt verschiedener Kuchensorten abzubilden. Wieder mit dabei ist natürlich Stevia für einen kalorienärmeren Genuss und die mittlerweile bestens bekannte Süße ohne Sünde!

Dieses Kapitel bietet einige Vertreter aus der Reihe fruchtiger Kuchen, wobei Sie sich auf den Erdbeerkuchen, Blaubeerkuchen und Apfelkuchen als weitestgehend bekannte und beliebte Kuchensorten freuen dürfen. Mit dem Zwetschgenkuchen kommt ein Stück weit eine besondere Note mit ins Spiel. Neben den fruchtigen Kuchenvariationen bilden Marmorkuchen, Donauwelle und eine Apfel-Haselnuss-Kombination die weitere Vielfalt angemessen ab. Und die restlichen Sorten? Lassen Sie sich einfach beim Stöbern und Probieren überraschen! Überraschen Sie aber vor allem Ihre Gäste! Denn exakt dies ist ein wichtiger Anwendungsbereich für Kuchen: Wenn Gäste kommen, werden Sie mit dem feinen Geschmack bezirzt, ebenso wie sich Familienmitglieder freuen, wenn Sie beim gemeinsamen Backen einen Kuchen auf den Tisch zaubern. Mit Stevia erreichen Sie, dass kein Heißhunger aufkommt und es somit bei dem einen wohlverdienten Stückchen Kuchen bleibt.Probieren Sie es aus und fühlen Sie sich ermutigt, die Fülle an weiteren Kuchenrezepten aus dem Internet zu nutzen, indem Sie den Zucker mit den Erfahrungen dieses Kapitels durch Stevia ersetzen. So erschließen Sie sich mit der Zeit nicht nur die folgenden zehn, sondern Hunderte an Kuchensorten, die anstelle des Zuckers mit Stevia funktionieren und so eine gesündere Note erhalten!

Marmorkuchen

Nährwerte pro Portion: 113 kcal, 13 g KH, 4 g EW, 5 g FE

Punkte pro Portion: 5

Zutaten für <u>12 Portionen</u>:

- ➢ 125 g Halbfettbutter, weich
- ➢ 200 g Mehl
- ➢ 100 ml Milch, fettarm, 1,5 %
- ➢ 75 g Stevia
- ➢ 3 Eier
- ➢ 2 TL Backpulver

- ➢ ½ TL Vanillepulver
- ➢ 1 Prise Salz
- ➢ 2 EL Backkakao
- ➢ 1 TL Stevia
- ➢ 2-3 EL Milch, fettarm, 1,5 %

Zubereitung:

1. Zunächst den Backofen auf 190 °C vorheizen und eine Gugelhupfform leicht einfetten oder mit Backpapier auskleiden.
2. Nun die Butter in eine Rührschüssel geben und mit dem Handrührgerät schaumig schlagen.
3. Anschließend das Stevia einrieseln lassen und mit schlagen. Nach und nach die Eier hineingeben und weiterrühren.
4. Danach Mehl, Backpulver, Salz und Vanillepulver in eine weitere Schüssel geben und vermengen. Die Mehlmischung zur Buttermasse geben und unterkneten. Dabei nicht zu lange rühren, damit der Teig nicht zu flüssig wird.
5. Im Anschluss eine Hälfte des Teiges in die Gugelhupfform füllen und die zweite in der Schüssel belassen.
6. Zur zweiten Teighälfte wird nun noch der Backkakao, 2-3 EL Milch und der Teelöffel Stevia gegeben und gut vermischt, so dass ein dunkler Teig entsteht.
7. Diesen Teig über den hellen in die Backform geben und den dunklen mit einer Gabel strudelförmig in den hellen einarbeiten. So entsteht das Marmormuster.
8. Der Kuchen wird nun für 40-45 Minuten im Ofen gebacken.

Quarkkuchen

Nährwerte pro Portion: 139 kcal, 12 g KH, 15 g EW, 3 g FE

Punkte pro Portion: 3

Zutaten für <u>12 Portionen:</u>

➢ 250 g Frischkäse, fettreduziert
➢ 12 EL Mehl
➢ 6 Eier
➢ 1 Pck. Backpulver
➢ 6 TL Stevia, flüssig
➢ 1 kg Magerquark

Zubereitung:

1. Zunächst die Eier in eine Schüssel schlagen und zusammen mit dem Stevia schaumig schlagen.
2. Anschließend Quark und Frischkäse hinzugeben und alles cremig rühren.
3. In einer zweiten Schüssel das Mehl mit dem Backpulver vermischen und nach und nach unter die Quarkmasse mengen.
4. Nun eine Springform leicht einfetten oder mit Backpapier auslegen und den Kuchen im vorgeheizten Ofen bei 160 °C für 70 Minuten backen.
5. Den Kuchen unbedingt vollständig auskühlen lassen, sonst könnte er sehr leicht zerfallen.

Zwetschgenkuchen

Nährwerte pro Portion: 389 kcal, 49 g KH, 10 g EW, 16 g FE

Punkte pro Portion: 10

Zutaten für 12 Portionen:

- 350 g Mehl, Typ 405
- 250 g Mehl, Typ 550
- 250 ml Milch, fettarm, 1,5 %, lauwarm
- 175 g Butter, weich
- 100 g Mandeln, gemahlen
- 1 Würfel Hefe
- 2 Eier

- 1½ kg Zwetschgen
- 3½ EL Stevia
- 1 TL Honig
- 1 TL Zitronenschale
- 1 Prise Salz
- ½ TL Backpulver
- ½ TL Zimt

Zubereitung:

1. Zuerst von beiden Mehlsorten jeweils 250 g in eine Rührschüssel sieben und in der Mitte eine Mulde formen. In diese Mulde die Hefe bröseln. 100 ml Milch und Honig in einer zweiten Schale verrühren und zur Hefe geben. Mit etwas Mehl vom Rand bedecken und zugedeckt für 15 Minuten quellen lassen.
2. Anschließend die restliche Milch, Zitronenschalen, Salz, Eier, 75 g Butter und 1 TL Stevia zum Teig geben und alles gut verkneten. Den Teig für weitere 45 Minuten zugedeckt an einem warmen Ort gehen lassen.
3. In der Zwischenzeit ein Backblech mit Backpapier auslegen.
4. Nun die Zwetschgen waschen und einschneiden, aber nicht durchschneiden. Den Stein entfernen und den Saft etwas abtropfen lassen.
5. Die restliche Butter zusammen mit dem restlichen Mehl, Backpulver, Mandeln und Stevia vermischen.
6. Im Anschluss den hochgegangenen Teig auf dem Backblech verteilen und mit einer Gabel mehrfach einstechen. Für weitere 15 Minuten zugedeckt gehen lassen.
7. In der Zwischenzeit den Backofen auf 200 °C vorheizen.
8. Danach den Teig mit den Zwetschgen belegen und die Streusel darüber geben.
9. Den Kuchen für 30-35 Minuten im Ofen backen. Zum Schluss etwas abkühlen lassen und servieren.

Schokinokuchen

Nährwerte pro Portion: 162 kcal, 9 g KH, 4 g EW, 12 g FE

Punkte pro Portion: 5

Zutaten für <u>15 Portionen:</u>

- ➤ 150 g Mehl
- ➤ 150 g Joghurtbutter, weich
- ➤ 100 g Stevia-Schokolade zartbitter
- ➤ 25 g Stevia
- ➤ 6 Eier
- ➤ 3-4 EL Zitronensaft
- ➤ 15 g Zitronenabrieb
- ➤ 1 Prise Salz

Zubereitung:

1. Als Erstes den Backofen auf 170 °C vorheizen und eine Kastenform einfetten oder mit Backpapier auslegen.
2. Anschließend die Schokolade raspeln und in einer Schale zur Seite stellen.
3. Nun für den Teig die restlichen Zutaten, bis auf das Mehl, in eine Rührschüssel geben und schaumig schlagen.
4. Das Mehl mit der Schokolade mischen und unter den schaumigen Teig kneten.
5. Zum Schluss den fertigen Teig in die vorbereitete Kastenform füllen und den Kuchen für 50 Minuten backen.

Donauwellen

Nährwerte pro Portion: 272 kcal, 18 g KH, 5 g EW, 19 g FE

Punkte pro Portion: 10

Zutaten für <u>24 Portionen:</u>

- ➢ 300 g Mehl
- ➢ 250 g Joghurtbutter, weich
- ➢ 1 Glas Sauerkirschen
- ➢ 8 Eier
- ➢ 25 g Stevia
- ➢ 1 EL Backkakao
- ➢ 4 EL Zitronensaft
- ➢ 15 g Zitronenabrieb
- ➢ 2 TL Backpulver

- ➢ 1 Msp. Vanillepulver
- ➢ 1 Prise Salz
- ➢ 200 g Cremefine zum Schlagen
- ➢ 180 g Stevia-Schokoladenglasur
- ➢ 175 g Joghurtbutter, weich
- ➢ 60 g Speisestärke
- ➢ 0,6 g Stevia-Extrakt
- ➢ 2 Msp. Vanillepulver
- ➢ 750 ml Milch, fettarm, 1,5 %

Zubereitung:

1. Zunächst 1/8 Liter Milch in eine Schüssel geben und mit 2 Msp. Vanillepulver und 0,6 g Stevia-Extrakt glattrühren.
2. Die restliche Milch in einen Topf geben und auf dem Herd erwärmen. Die Vanillemischung in die Milch rühren und alles kurz aufkochen lassen.
3. Nun den Pudding in eine Schüssel umfüllen und für mindestens 1 Stunde kalt stellen. Dabei eine Frischhaltefolie auf den Pudding legen. Das verhindert, dass sich eine Haut bildet.
4. Im Anschluss den Backofen auf 170 °C vorheizen und ein Backblech mit Backpapier auslegen.
5. Die Kirschen in ein Küchensieb schütten und abtropfen lassen.
6. Anschließend Mehl, Backpulver, Butter, 1 Msp. Vanillepulver, Eier, Zitronensaft und -abrieb und 25 g Stevia in eine Schüssel geben und zu einem homogenen Teig verarbeiten.
7. Danach die Hälfte des Teiges auf dem Backblech verteilen und zur zweiten Hälfte den Kakao hinzufügen. Gut verrühren und den dunklen Teig auf dem hellen verteilen.
8. Jetzt die Kirschen auf dem Teig verteilen und leicht in den Teig drücken. Den Kuchen für 30-35 Minuten im Ofen backen.
9. Währenddessen die Butter in eine Schüssel geben und schaumig schlagen. Den Pudding esslöffelweise hinzufügen und unterrühren.
10. Sobald der Kuchen abgekühlt ist, die Buttercreme auf den Kuchen streichen.
11. Zum Schluss noch die Schokoladenglasur schmelzen und über den Kuchen geben. Mit einer Gabel wellenförmige Muster in die Glasur ziehen.
12. Den Kuchen vor dem Verzehr für mindestens eine Stunde kaltstellen.

Apfel-Haselnuss-Kuchen

Nährwerte pro Portion: 183 kcal, 12 g KH, 5 g EW, 12 g FE

Punkte pro Portion: 4

Zutaten für <u>12 Portionen:</u>

- ➤ 400 g Äpfel
- ➤ 200 g Haselnüsse, gehackt
- ➤ 60 g Grieß
- ➤ 20 g Mehl
- ➤ 5 Eier
- ➤ 1 EL Honig
- ➤ 1 Pck. Backpulver
- ➤ 1 TL Stevia

Zubereitung:

1. Als Erstes den Backofen auf 180 °C vorheizen und eine Springform mit Backpapier auslegen oder leicht einfetten.
2. In der Zwischenzeit die Eier trennen und das Eigelb mit Stevia in einer Schüssel schaumig rühren.
3. Anschließend die Äpfel schälen, entkernen und raspeln.
4. Die Äpfel zusammen mit Haselnüssen, Grieß, Backpulver, Mehl und Honig zum Eigelb geben und zu einem Teig verkneten.
5. Nun das Eiweiß in ein hohes Rührgefäß geben und steif schlagen. Den Eischnee vorsichtig unter den Teig heben und in die vorbereitete Springform geben.
6. Den Kuchen für 50-60 Minuten im Ofen backen.

Blaubeer-Kuchen

Nährwerte pro Portion: 49 kcal, 8 g KH, 2 g EW, 1 g FE

Punkte pro Portion: 1

Zutaten für <u>12 Portionen:</u>

- ➢ 125 g Heidelbeeren
- ➢ 100 g Mehl
- ➢ 80 ml Milch, fettarm, 0,1 %, lauwarm
- ➢ 10 g Hefe, frisch
- ➢ 1 Ei
- ➢ 2 EL Stevia
- ➢ 1 TL Olivenöl
- ➢ 1 TL Stevia, flüssig

Zubereitung:

1. Zuerst wird der Backofen auf 180 °C vorgeheizt und eine Springform mit dem Olivenöl eingefettet.
2. Anschließend das Mehl in eine Rührschüssel geben und Hefe sowie Milch hinzugeben. Alles gut verkneten.
3. Im Anschluss beide Stevia-Sorten und das Ei hineingeben und unterrühren.
4. Zum Schluss noch die Heidelbeeren unterheben und den Teig in die Springform füllen.
5. Den Kuchen für 30-35 Minuten im Ofen backen.

Zitronenkuchen

Nährwerte pro Portion: 235 kcal, 2 g KH, 6 g EW, 22 g FE

Punkte pro Portion: 7

Zutaten für <u>20 Portionen:</u>

- 200 ml Pflanzenöl
- 400 g Mandeln, gemahlen
- 8 Eier
- 4 Pck. Zitronenabrieb
- 4 Zitronen
- 2 Pck. Vanillearoma
- 3 TL Stevia
- 3 TL Stevia, flüssig
- 2 TL Natron
- 2 TL Süßstoff
- ½ TL Salz

Zubereitung:

1. Zuerst den Backofen auf 150 °C vorheizen und eine Springform leicht einfetten oder mit Backpapier auslegen.
2. Anschließend die Eier trennen und das Eiweiß zusammen mit dem Salz steif schlagen.
3. Die Zitronen halbieren und auspressen.
4. Nun Eigelb, Stevia, Süßstoff und Natron in eine Rührschüssel geben und schaumig schlagen. Zitronenschalen, -saft, Öl, Vanillearoma und Mandeln hinzugeben und zu einem homogenen Teig verkneten.
5. Jetzt noch den Eischnee vorsichtig unterheben und den Teig in die Springform füllen.
6. Den Kuchen für ca. 50 Minuten backen.

Apfelkuchen

Nährwerte pro Portion: 125 kcal, 22 g KH, 4 g EW, 2 g FE

Punkte pro Portion: 4

Zutaten für <u>12 Portionen:</u>

- ➢ 250 g Mehl
- ➢ 3 Äpfel
- ➢ 4 Eier
- ➢ 3 EL Dattelsirup
- ➢ 1½ Tassen Stevia
- ➢ ½ Pck. Backpulver
- ➢ ½ Pck. Zitronenabrieb
- ➢ 1 EL Zimt
- ➢ etwas Puderxucker

Zubereitung:

1. Als Erstes den Backofen auf 180 °C vorheizen und eine Springform mit Backpapier auslegen.
2. In der Zwischenzeit die Äpfel schälen, entkernen und in Stücke schneiden.
3. Die Apfelstücke mit etwas Stevia bestreuen.
4. Anschließend die Eier zusammen mit dem restlichen Stevia und dem Sirup in eine Rührschüssel geben und schaumig schlagen.
5. Nun Mehl und Backpulver in eine weitere Schüssel geben, vermengen und die Eimasse untermischen. Zum Schluss noch Zitronenabrieb und Zimt in den Teig rühren und diesen in die vorbereitete Springform füllen. Für 15 Minuten ruhen lassen.
6. Im Anschluss den Kuchen im Ofen für 30 Minuten backen und danach auskühlen lassen.
7. Zum Schluss noch den Puderxucker darüberstreuen und genießen.

Erdbeerkuchen

Nährwerte pro Portion: 65 kcal, 10 g KH, 6 g EW, 0 g FE

Punkte pro Portion: 4

Zutaten für <u>12 Portionen</u>:

- ➢ 300 g Erdbeeren
- ➢ 300 g Frischkäse, fettreduziert
- ➢ 250 g Stevia
- ➢ 50 g Mehl
- ➢ 50 g Speisestärke
- ➢ 8 Eiweiß
- ➢ 1 TL Zitronensaft
- ➢ 1 TL Backpulver
- ➢ 1 Prise Salz
- ➢ 1 EL Wasser

Zubereitung:

1. Als Erstes den Backofen auf 180 °C vorheizen und eine Tarteform mit Backpapier auslegen.
2. Anschließend Mehl, Speisestärke und Backpulver in einer Rührschüssel vermischen.
3. In einem hohen Rührgefäß das Eiweiß zusammen mit Wasser, Salz und Zitronensaft steif schlagen.
4. Während des Steifschlagens nach und nach 225 g Stevia hineinrieseln lassen.
5. Nun den Eischnee vorsichtig unter die Mehlmischung heben und den Teig in die Backform füllen.
6. Den Boden für 30-35 Minuten backen und anschließend auskühlen lassen.
7. In der Zwischenzeit den Frischkäse in eine Schüssel geben und cremig rühren. Die Erdbeeren waschen und halbieren. Dabei das Grün entfernen.
8. Zum Schluss den Frischkäse auf den Kuchen streichen und mit den Erdbeeren belegen.

Torten

Torten genießen seit Jahrhunderten ein Ansehen, welches mehr als bei jedem anderen Gebäck für Prunk und Protz steht; absolut berechtigt, wie sich bei einer näheren Auseinandersetzung mit deren Eigenschaften zeigt! Denn im Gegensatz zum Kuchen werden Sie nicht aus einer einzigen Masse und eventuell einem Belag gemacht. Torten erfordern vollste Hingabe und Liebe, wie sich in dem regulären Aufbau einer Torte widerspiegelt:

- ▶ Ein entweder gefüllter oder belegter Tortenboden bildet eine üppige Basis

- ▶ Guss, Creme oder Glasuren lassen die Torte anwachsen

- ▶ Weiterer Belag krönt das hohe Backwerk

Diese Schritte müssen nicht allesamt gegeben sein, doch besteht eine Torte in der Regel aus mehr Aufwand und Zutaten, als es beim Kuchen der Fall ist. Nicht ohne Grund gibt es immer dort Torten, wo ein besonderer Anlass besteht. Die Hochzeitstorte ist das ideale Beispiel dafür. Wie vorteilhaft ist es, wenn man selbst in der Lage ist, einzigartige Tortenkreationen zu schaffen! So werden ein teurer Kauf bei der Konditorei überflüssig, stattdessen stehen Sie am Hebel und haben alle Macht in der Hand – wie es bei unseren zehn Rezepten für Torten mit Stevia der Fall ist!

Neben den üblichen Klassikern wie der Schokoladentorte, Beerentorte und Kirschtorte waren wir um keine Innovationen verlegen, weswegen Sie mit kreativen Schmankerln wie der Ananastorte, Frischkäsetorte und Möhrentorte wahre Geheimrezepte erhalten werden, um jeden Ihrer Besucher und sich selbst zu verzücken. So wird die Torte selbst zu einem besonderen Anlass!

Käse-Sahne-Torte

Nährwerte pro Portion: 189 kcal, 16 g KH, 12 g EW, 8 g FE
Punkte pro Portion: 6

Zutaten für <u>12 Portionen:</u>

- 500 g Magerquark
- 200 g Cremefine zum Schlagen
- 200 g Naturjoghurt, fettarm, 1,5 %
- 140 g Stevia
- 180 g Mehl
- 4 Eier
- 8 Blatt Gelatine
- 250 ml Milch, fettarm, 1,5 %

- 4 EL Zitronensaft und Abrieb einer Zitrone (für den Teig)
- 1 TL Abrieb einer Zitrone (für die Füllung)
- 1 Msp. Vanillepulver
- 4 Eigelb
- 1 Msp. Backpulver
- 1 Prise Salz
- 4 EL Wasser, lauwarm

Zubereitung:

1. Zuerst den Backofen auf 170 °C vorheizen und eine Springform mit Backpapier auslegen.
2. Anschließend die Eier trennen und das Eiweiß in ein hohes Rührgefäß geben. Zusammen mit Zitronensaft, -abrieb und Salz steif schlagen.
3. Das Eigelb der 4 Eier in eine Rührschüssel geben und zusammen mit dem Wasser schaumig schlagen. Vanillepulver und Stevia hinzugeben und cremig rühren.
4. Nun den Eischnee vorsichtig unterheben und Mehl und Backpulver darübersieben. Auch diese Mischung unterheben.
5. Im Anschluss den Teig in die vorbereitete Backform füllen und für 25-30 Minuten im Ofen backen.
6. Den fertigen Tortenboden für mindestens 2 Stunden auskühlen lassen. Danach halbieren, so dass zwei Böden entstehen.
7. In der Zwischenzeit wird die Gelatine in Wasser eingeweicht.
8. Anschließend die Milch zusammen mit Zitronenschalen, Stevia-Extrakt, Eigelb und Salz in einen Topf geben und aufkochen lassen. Danach vom Herd nehmen und kurz abkühlen lassen, bevor die Gelatine ausgedrückt und in die Milch gerührt wird.
9. Nun die Milch ungefähr 20 Minuten in den Kühlschrank stellen.

10. Währenddessen die Sahne steifschlagen und Joghurt und Quark zusammen cremig rühren. Die Quarkmischung und die Sahne in die gelierende Milchmischung rühren.
11. Nun den ersten Tortenboden in einen Tortenring legen und mit der Milchmischung füllen. Zum Schluss den zweiten Boden als Deckel aufsetzen und den Kuchen für 6 Stunden kaltstellen.
12. Wer mag, kann vor dem Servieren die Torte mit Puderzucker aus Stevia bestäuben.

Kirschtorte

Nährwerte pro Portion: 197 kcal, 17 g KH, 4 g EW, 12 g FE
Punkte pro Portion: 8

Zutaten für <u>24 Portionen:</u>

- 200 g Mehl
- 100 g Halbfettmargarine
- 25 g Stevia
- 1 Ei
- 1 Msp. Backpulver
- 2 Gläser Sauerkirschen
- 1 TL Stevia
- 1 Pck. Vanillepuddingpulver mit Stevia
- 110 g Mehl

- 100 g Mandelstifte
- 100 g Mandelblättchen
- 90 g Butter
- 25 g Stevia
- ½ TL Zimt
- 2 Becher Cremefine zum Schlagen
- 2 TL Stevia
- 2 Pck. Sahnesteif
- Zimt

Zubereitung:

1. Als Erstes wird der Backofen auf 175 °C vorgeheizt und eine Springform mit Backpapier ausgelegt.
2. Im Anschluss aus 200 g Mehl, 100 g Margarine, 25 g Stevia, 1 Msp. Backpulver und dem Ei einen Mürbeteig herstellen und diesen als Boden in die Springform drücken. Dabei auch mit etwas Teig den Rand auskleiden.
3. Anschließend ¼ l Kirschsaft abnehmen und 3-4 EL Kirschsaft zusammen mit dem Puddingpulver verrühren. Danach den restlichen Kirschsaft hinzugeben.
4. Alles in einen Topf geben und aufkochen lassen. Unter den noch heißen Pudding die Kirschen mischen und diese Masse ebenfalls in die Springform füllen.
5. Nun die Mandeln mit der Hand leicht zerbröseln und zusammen mit 110 g Mehl, 90 g Butter, 25 g Stevia und ½ TL Zimt verkneten. Die so entstehenden Streusel über dem Pudding verteilen und den Kuchen für 50-60 Minuten backen.
6. Den Kuchen nach Ende der Backzeit für mindestens 1 Stunde auskühlen lassen.
7. Währenddessen die Sahne in eine hohes Rührgefäß geben und mit Sahnesteif und Stevia steif schlagen. Die Sahne auf dem Kuchen verteilen, nachdem dieser gut ausgekühlt ist.
8. Zum Schluss alles mit Zimt bestäuben und den Kuchen servieren.

Erdbeertorte

Nährwerte pro Portion: 215 kcal, 23 g KH, 9 g EW, 9 g FE

Punkte pro Portion: 7

Zutaten für <u>24 Portionen:</u>

- 500 g Magerquark
- 250 ml Cremefine Vanilla zum Schlagen
- 200 g Crème légère
- 175 g Mehl
- 500 g Erdbeeren
- 95 g Stevia

- 4 Eier
- 80 g Erdbeerkonfitüre mit Stevia
- 1 Pck. Vanillearoma
- 1 Pck. Sahnesteif
- 1 Pck. Backpulver
- 4 EL Wasser
- 2 TL San-Apart

Zubereitung:

1. Zunächst den Backofen auf 175 °C vorheizen und eine Springform mit Backpapier auslegen.
2. Anschließend die Eier trennen und das Eiweiß zusammen mit dem Wasser steif schlagen.
3. Nun das Eigelb mit 50 g Stevia schaumig schlagen und den Eischnee vorsichtig unterheben.
4. Im Anschluss Mehl und Backpulver hineingeben und untermischen. Den Teig in die Springform einfüllen und für 12 Minuten im Ofen backen.
5. Den Biskuitboden aus dem Backofen nehmen, abkühlen lassen und der Länge nach halbieren.
6. Beide Böden mit Erdbeerkonfitüre einstreichen.
7. Danach wird die Cremefine zusammen mit Sahnesteif, San-Apart, Stevia und Vanillearoma steif geschlagen.
8. Unter die Sahne wird jetzt Magerquark und Crème légère gerührt. Schön vorsichtig, damit die Masse nicht zu flüssig wird.
9. Anschließend die Erdbeeren waschen, das Grün entfernen und das Fruchtfleisch in Scheiben schneiden.
10. Ein Drittel der Erdbeeren auf den unteren Boden legen und die Hälfte der Sahnecreme darauf verteilen. Den zweiten Boden auflegen und mit dem Rest der Sahnecreme einstreichen.
11. Zum Schluss noch die Erdbeeren auf der Creme verteilen und die Torte vor dem Verzehr mindestens 4 Stunden kaltstellen.

Beerentorte

Nährwerte pro Portion: 112 kcal, 20 g KH, 5 g EW, 1 g FE

Punkte pro Portion: 5

Zutaten für <u>12 Portionen:</u>

➤ 500 g Waldfrüchte, tiefgefroren
➤ 750 g Naturjoghurt, fettarm
➤ 8 Blatt Gelatine
➤ 1 Biskuit-Tortenboden mit Honig
➤ 1 Pck. Tortenguss, weiß
➤ 2 Msp. Stevia

Zubereitung:

1. Zuerst die Gelatine für 10 Minuten in kaltem Wasser einlegen.
2. Anschließend einen Tortenring um den Tortenboden legen und die Hälfte der aufgetauten Beeren darauf verteilen.
3. Nun Joghurt und Stevia zusammen cremig rühren und die Gelatine nicht vollständig ausgedrückt in einem Topf erwärmen. Sie sollte aber nicht kochen.
4. Die erhitzte Gelatine schnell unter den Joghurt rühren und über die Beeren geben.
5. Im Anschluss die Torte kaltstellen bis die Joghurtmasse fest geworden ist.
6. Jetzt noch die restlichen Beeren auf die Torte legen und den Tortenguss mit einer Prise Stevia gemäß der Anleitung auf der Packung zubereiten. Leicht abkühlen lassen und über die Beeren gießen.
7. Die Torte erst servieren, wenn der Tortenguss ebenfalls fest geworden ist.

Ananastorte

Nährwerte pro Portion: 184 kcal, 9 g KH, 5 g EW, 14 g FE
Punkte pro Portion: 5

Zutaten für 12 Portionen:

- 500 g Ananas, frisch
- 200 g Cremefine zum Schlagen
- 100 g Kokosflocken
- 20 g Agavendicksaft
- 50 ml Milch, fettarm, 1,5 %
- 50 g Mandeln, blanchiert
- 6 Eier
- 1 TL Speisestärke
- 1 Pck. Backpulver
- 10 g Agar-Agar
- 1 TL Stevia

Zubereitung:

1. Als Erstes wird der Backofen auf 180 °C vorgeheizt und eine Springform mit Backpapier ausgelegt.
2. Danach von den Kokosflocken 2 EL abnehmen und in einer Schale zur Seite legen. Die restlichen Kokosflocken zusammen mit den Mandeln im Mixer zu Mehl pulverisieren.
3. Nun die Eier trennen und das Eiweiß in einem hohen Rührgefäß steif schlagen. Das Eigelb in eine Rührschüssel geben und zusammen mit Stevia schaumig schlagen.
4. Anschließend das Mehl zusammen mit Backpulver und Milch zum Eigelb geben und unterrühren. Den Eischnee vorsichtig unterheben.
5. Den fertigen Teig in die Springform füllen und für 15 Minuten goldgelb backen. Nach Ende der Backzeit den Tortenboden aus dem Ofen nehmen und abkühlen lassen.
6. Währenddessen die Ananas schälen und würfeln. Die Würfel in den Mixer geben und pürieren.
7. Nun 250 g des Ananaspürees abnehmen und zusammen mit Agar-Agar in einen Topf geben. Auf dem Herd zum Kochen bringen, für 2 Minuten kochen und im Anschluss abkühlen lassen.
8. Jetzt die restliche Ananas zusammen mit Agavendicksaft in den Topf geben und untermischen. Die Masse abkühlen lassen und warten, bis sie anfängt zu gelieren.
9. In der Zwischenzeit die Sahne mit 1 TL Speisestärke steif schlagen und, nachdem die Ananasmasse abgekühlt ist, unterheben.
10. Die Ananas-Sahne-Mischung zum Schluss auf dem Tortenboden verteilen, dabei am besten einen Tortenring umlegen, und für mindestens 6 Stunden im Kühlschrank kaltstellen.
11. Vor dem Servieren die Torte noch mit den restlichen Kokosflocken bestreuen und genießen.

Schokoladentorte

Nährwerte pro Portion: 98 kcal, 8 g KH, 5 g EW, 5 g FE

Punkte pro Portion: 2

Zutaten für 12 Portionen:

- 255 g Kidneybohnen
- 200 ml Cremefine zum Schlagen
- 100 g Magerquark
- 3 Eier
- 1 EL Backkakao
- 1 Pck. Backpulver

- 1 EL Stevia
- 1 Pck. Sahnesteif
- 3 EL Konfitüre mit Stevia
- 10 g Agar-Agar
- 1 TL Stevia

Zubereitung:

1. Damit der Kuchen gut gelingt, wird zunächst der Backofen auf 180 °C vorgeheizt und eine Springform mit Backpapier ausgelegt.
2. Im Anschluss die Bohnen gründlich unter fließendem Wasser abspülen und zusammen mit den Eiern in den Mixer geben und fein pürieren.
3. Danach Kakao, Magerquark, Stevia und Backpulver hinzugeben und nochmals pürieren.
4. Den Teig in die Springform füllen und für 35 Minuten backen. Anschließend den Boden auskühlen lassen.
5. In der Zwischenzeit die Sahne zusammen mit Sahnesteif und Stevia steif schlagen.
6. Sobald der Tortenboden komplett ausgekühlt ist, diesen in 3 Böden schneiden. Jeden der Böden mit Konfitüre einstreichen.
7. Nun etwas von der Sahne auf den ersten Boden geben, den zweiten Tortenboden auflegen und damit genauso verfahren. Den Abschluss bildet die Sahne. Diese auch um den Rand streichen.
8. Zum Schluss die Torte noch mit etwas Backkakao bestäuben und bis zum Servieren kalt stellen.
9. Die Ananas-Sahne-Mischung zum Schluss auf dem Tortenboden verteilen, dabei am besten einen Tortenring umlegen, und für mindestens 6 Stunden im Kühlschrank kaltstellen.
10. Vor dem Servieren die Torte noch mit den restlichen Kokosflocken bestreuen und genießen.

Frischkäsetorte

Nährwerte pro Portion: 109 kcal, 12 g KH, 6 g EW, 4 g FE

Punkte pro Portion: 5

Zutaten für <u>16 Portionen:</u>

- ➢ 100 g Mehl
- ➢ 150 g Stevia
- ➢ 4 EL Wasser, lauwarm
- ➢ 4 TL Backpulver
- ➢ 2 Pck. Vanillepulver
- ➢ 500 ml Naturjoghurt
- ➢ 400 g Frischkäse, Magerstufe

- ➢ 8 Blatt Gelatine
- ➢ 1 Zitrone
- ➢ 3 Dosen Mandarinen, ungezuckert
- ➢ 2 Pck. Sahnesteif
- ➢ 1 Flasche Cremefine zum Schlagen
- ➢ 1 Ei

Zubereitung:

1. Zunächst wird der Backofen auf 190 °C vorgeheizt und eine Springform mit Backpapier ausgelegt.
2. Anschließend Ei und Wasser in eine Rührschüssel geben und schaumig schlagen. Nach und nach 75 g Stevia und 1 Pck. Vanillepulver hinzugeben und cremig rühren.
3. Danach Mehl und Backpulver mischen und ebenfalls in die Eimasse heben.
4. Den Teig in die vorbereitete Springform füllen und für 15 Minuten goldgelb backen. Im Anschluss den Boden komplett auskühlen lassen.
5. In der Zwischenzeit die Gelatine in kaltes Wasser einlegen. Die Zitrone abspülen und die Schale in Zesten reißen. Dann halbieren und den Saft auspressen.
6. Nun die Mandarinen abgießen. Den Joghurt mit dem Frischkäse cremig rühren und das restliche Stevia, Zitronenabrieb und -saft untermischen.
7. Jetzt die Gelatine ausdrücken und in einem Topf erwärmen, bis sie flüssig ist. Dann unter die Joghurtmasse rühren und die Mandarinen unterheben.
8. Anschließend den ausgekühlten Boden mit Sahnesteif bestreuen, damit der Boden nicht zu feucht wird. Die Joghurtmasse darauf streichen und die Torte für 4 Stunden kaltstellen.
9. Zum Schluss noch die Sahne mit etwas Vanillepulver steif schlagen und auf der Torte verteilen.
10. Nach Belieben kann die Torte mit Mandarinen garniert werden.

Heidelbeertorte

Nährwerte pro Portion: 142 kcal, 16 g KH, 6 g EW, 6 g FE

Punkte pro Portion: 4

Zutaten für <u>12 Portionen</u>:

- ➢ 500 g Skyr
- ➢ 400 g Heidelbeeren
- ➢ 90 g Vollkornmehl
- ➢ 45 g Maisstärke
- ➢ 1 Tüte Sahnesteif
- ➢ 250 ml Sahne
- ➢ 1 Päckchen Vanillepulver
- ➢ 16 g Stevia
- ➢ ½ Päckchen Backpulver

Zubereitung:

1. Als Erstes die Eier trennen und das Eiweiß in einer hohen Rührschüssel steif schlagen. Währenddessen Stevia nach und nach hinzugeben.
2. Anschließend das Eigelb in eine weitere Schüssel geben und mit 3 EL heißem Wasser verquirlen. Mit Vanillepulver vermischen und alles mit einem Handrührgerät für 5-6 Minuten cremig rühren.
3. Nun den Eischnee vorsichtig unterheben. Außerdem Backpulver, Mehl und Maisstärke vermischen und ebenfalls unter den Teig rühren.
4. Den Teig in eine mit Backpapier ausgelegte Springform füllen und für 12-14 Minuten bei 175 °C backen.
5. In der Zwischenzeit die Sahne mit Sahnesteif steif schlagen und diese unter den Skyr heben.
6. Die Heidelbeeren gründlich waschen.
7. Nach Ende der Backzeit den Biskuitboden komplett auskühlen lassen und der Länge nach in zwei Hälften teilen.
8. Eine Hälfte zurück in die Springform geben und mit etwas Skyr-Creme einstreichen. Mit ein paar Heidelbeeren belegen.
9. Danach den zweiten Boden auflegen, auch mit Skyr-Creme einstreichen und mit Heidelbeeren belegen.
10. Zum Schluss die Heidelbeertorte für mindestens 2 Stunden in den Kühlschrank stellen.

Apfeltorte

Nährwerte pro Portion: 251 kcal, 18 g KH, 7 g EW, 16 g FE

Punkte pro Portion: 6

Zutaten für <u>16 Portionen</u>:

- ➢ 500 g Äpfel
- ➢ 200 g Dinkelvollkornmehl
- ➢ 125 g Haselnüsse, gemahlen
- ➢ 125 g Butter, weich
- ➢ 150 g Naturjoghurt, fettarm, 1,5 %
- ➢ 5 Eier
- ➢ 7 EL Zitronensaft
- ➢ 1 Pck. Zitronenabrieb
- ➢ 1 Pck. Backpulver
- ➢ 2 EL Backkakao
- ➢ 1 Msp. Vanillepulver
- ➢ 1 Msp. Zimt
- ➢ 0,9 g Stevia-Extrakt
- ➢ 1 Prise Salz

Zubereitung:

1. Zuerst den Backofen auf 170 °C vorheizen und eine Springform mit Backpapier auslegen.
2. Nun die Äpfel schälen, vierteln, entkernen und in Scheiben schneiden. Diese mit 3 EL Zitronensaft marinieren.
3. Anschließend die Eier trennen und das Eiweiß mit 4 EL Zitronensaft und Salz steif schlagen. Das Eigelb in eine Rührschüssel geben und zusammen mit Butter, Zitronenschalen, Stevia-Extrakt und Vanillepulver schaumig schlagen.
4. Im Anschluss Joghurt und Zimt untermischen.
5. Mehl, Backpulver und Kakao in einer weiteren Schüssel mischen und über die Eigelbmasse sieben und unterrühren. Den Eischnee vorsichtig unterheben.
6. Jetzt noch die Äpfel und Nüsse untermengen und den Teig in die Springform füllen.
7. Die Torte für 1 Stunde backen und vor dem Verzehr auskühlen lassen.

Möhrentorte

Nährwerte pro Portion: 229 kcal, 12 g KH, 9 g EW, 16 g FE

Punkte pro Portion: 5

Zutaten für <u>12 Portionen:</u>

- ➣ 250 g Möhren
- ➣ 50 g Mandelblättchen
- ➣ 25 g Stevia
- ➣ 4 EL Kirschkonfitüre mit Stevia
- ➣ 4 EL Zitronensaft
- ➣ 1 Pck. Zitronenabrieb
- ➣ 7 Eigelb
- ➣ 100 g Haselnüsse, gemahlen

- ➣ 100 g Mandeln, gemahlen
- ➣ 50 g Mehl
- ➣ 50 g Semmelbrösel
- ➣ 1 TL Backpulver
- ➣ 5 Eiweiß
- ➣ 1 Msp. Nelkenpulver
- ➣ 1 Msp. Zimt

Zubereitung:

1. Als Erstes den Backofen auf 180 °C vorheizen und eine Springform mit Backpapier auslegen.
2. Anschließend die Möhren schälen und fein reiben. Die Mandelblättchen in einer Pfanne anrösten und beiseitestellen.
3. Nun das Eiweiß in ein hohes Rührgefäß geben und zusammen mit Zitronensaft und Salz steif schlagen.
4. Im Anschluss das Eigelb zusammen mit Stevia, Zimt, Nelken und Stevia in eine Schüssel geben und über dem Wasserbad cremig dick rühren.
5. Nach und nach Möhren, Nüsse, Mandeln, Mehl, Backpulver und Semmelbrösel hinzugeben und untermengen.
6. Jetzt noch den Eischnee unterheben und den fertigen Teig in die vorbereitete Springform füllen.
7. Die Torte für 45 Minuten fertig backen und danach auskühlen lassen.
8. Zum Schluss noch die Konfitüre erwärmen und auf die Torte streichen, mit Mandelblättchen bestreuen und servieren.

Saucen und Dressings

Zugegebenermaßen: Bisher ließe sich bei einem Großteil der Rezepte behaupten, es sei klar gewesen, dass man sie auch ohne Zucker in die Tat umsetzen kann. Dies mindert keineswegs Ihren Mehrwert und den Nutzen der Rezepte, aber nimmt diesen ein Stück weit den Sensationsfaktor. Wenn Sie den Sensationsfaktor vermisst haben, dann könnte er auf Sie in diesem Kapitel warten …

Saucen und Dressings: Diese sind Komponenten, die alles schief gehen lassen können, selbst wenn Sie alles richtig machen! Inwiefern? Zunächst weisen die beliebten Fertigsaucen von Knorr und Heinz einen signifikanten Zuckergehalt auf. So kann es gar zu 14 Stück Würfelzucker bei einer geringen Portion von 100 Milliliter kommen. Im Vergleich dazu ist sogar der Ketchup, der bisweilen als Gefahr ausgemacht wurde, harmlos. Bei Dressings ergibt sich ebenfalls ein ernüchterndes Bild. Doch Moment: Sollten nicht die Dressings eigentlich den gesunden Salat abrunden? Fehlanzeige.

Wenn Sie Ihren kalorienarmen Salat oder das fettarme Fleisch beim Grillen mit Fertigsaucen sowie Fertigdressings anrichten, dann laufen Sie Gefahr, aus einer eigentlich für eine Diät geeigneten Mahlzeit das komplette Gegenteil zu machen. Da es tendenziell nie bei kleineren Portionen bleibt, sind Alternativen zu den Fertigprodukten dringend nötig. Ihr Erfolgsschlüssel: Saucen und Dressings mit Stevia, die Ihnen keinerlei Einbußen abverlangen!

Ob Barbecue-Sauce beim Grillen, Sweet-Chili-Sauce für asiatische Gerichte, Stevia-Ketchup, Salatdressings mit einzigartigem Maca-Anteil oder die vielen weiteren Rezepte: Richten Sie Ihre Mahlzeiten endlich gesund und kalorienarm an!

Salatdressing „Sylter-Art"

Nährwerte pro Portion: 114 kcal, 5 g KH, 2 g EW, 9 g FE

Punkte pro Portion: 4

Zutaten für 5 Portionen:

➢ 150 g Joghurt, 10 % Fett
➢ 4 EL Walnussöl
➢ 1 Zwiebel
➢ 2 EL Dill
➢ 2 EL Essig
➢ 1 EL Senf
➢ 1 EL Crème fraîche
➢ 1 ½ Msp. Stevia
➢ Salz und Pfeffer
➢ 1 Spritzer Zitronensaft
➢ 1 Knoblauchzehe

Zubereitung:

1. Für das Dressing zunächst den Knoblauch schälen und pressen. Die Zwiebel schälen, halbieren und fein hacken.
2. Anschließend Knoblauch und Zwiebel zusammen mit den restlichen Zutaten in eine Schüssel geben und kräftig verrühren.
3. Fertig ist das frische Salatdressing.

Zuckerguss

Nährwerte pro Portion: 107 kcal, 2 g KH, 1 g EW, 10 g FE

Punkte pro Portion: 6

Zutaten für <u>2 Portionen:</u>

➢ 45 ml Milch, fettarm, 1,5 %
➢ 30 g Butter
➢ 1 Vanilleschote
➢ 1,2 g Stevia

Zubereitung:

1. Schnell und einfach zubereitet ist dieser Zuckerguss. Einfach alle Zutaten in eine Schüssel geben und mit dem Handrührgerät verrühren.
2. Fertig ist die Glasur. Damit können Kuchen und Kekse verziert werden.

Tomatenketchup

Nährwerte pro Portion: 34 kcal, 6 g KH, 2 g EW, 0 g FE

Punkte pro Portion: 0

Zutaten für <u>5 Portionen:</u>

➢ 400 g passierte Tomaten
➢ 2 Prisen Stevia
➢ 2 Prisen Salz
➢ 1 g Ascorbinsäure
➢ 1 Zwiebel
➢ 1 Knoblauchzehe

Zubereitung:

1. Für diesen Ketchup die Zwiebel schälen, halbieren und fein würfeln. Den Knoblauch schälen und fein hacken.
2. Nun die passierten Tomaten in eine Schüssel geben, mit Salz und Stevia nach Geschmack abschmecken und mit der Ascorbinsäure haltbar machen. Zwiebel und Knoblauch hinzugeben, in einen Topf geben und alles so lange kochen, bis die gewünschte Konsistenz erreicht ist.
3. Zum Schluss den Ketchup in ein Glas füllen.

Maca-Dressing

Nährwerte pro Portion: 62 kcal, 8 g KH, 6 g EW, 1 g FE

Punkte pro Portion: 0

Zutaten für <u>1 Portion:</u>

➤ 20 ml Sherry-Essig
➤ 2 EL Macapulver
➤ 1 Prise Stevia
➤ 1 Prise Salz

Zubereitung:

1. Alle Zutaten zusammen in ein hohes Rührgefäß geben und gut verrühren.
2. Schmeckt sehr lecker zu einem grünen Salat.

Erdnuss-Dressing

Nährwerte pro Portion: 141 kcal, 6 g KH, 5 g EW, 10 g FE

Punkte pro Portion: 3

Zutaten für <u>1 Portion:</u>

➤ 2 EL Himbeeressig
➤ 2 EL Erdnussbutter
➤ 1 Schuss Balsamico
➤ 1 Schuss Rote-Bete-Saft
➤ 1 Prise Stevia
➤ 1 Prise Salz
➤ etwas Wasser

Zubereitung:

1. Zuerst den Himbeeressig zusammen mit der Erdnussbutter in eine Schüssel geben und verrühren.
2. Das Dressing mit Balsamico, Rote-Bete-Saft, Stevia und Salz abschmecken und nach Geschmack mit Wasser strecken.

Cashew-Dressing

Nährwerte pro Portion: 132 kcal, 4 g KH, 5 g EW, 10 g FE

Punkte pro Portion: 6

Zutaten für <u>1 Portion:</u>

➢ 2 EL Cashewbutter
➢ 4 EL Zitronensaft
➢ 1 Prise Stevia
➢ 1 Prise Salz
➢ etwas Wasser

Zubereitung:

1. Zunächst die Cashewbutter mit dem Zitronensaft glattrühren und mit Stevia und Salz abschmecken. Nach Geschmack mit etwas Wasser strecken.

Pizza-Sauce

Nährwerte pro Portion: 108 kcal, 7 g KH, 3 g EW, 7 g FE

Punkte pro Portion: 2

Zutaten für 4 Portionen (für ein großes Blech):

- ➢ 400 ml passierte Tomaten
- ➢ 2 Knoblauchzehen
- ➢ 1 Zwiebel
- ➢ 2 EL Olivenöl
- ➢ 1 EL Basilikum
- ➢ 1 EL Oregano
- ➢ 1 Prise Salz und Pfeffer
- ➢ 1 Prise Stevia

Zubereitung:

1. Zuerst die Zwiebel schälen, halbieren und fein würfeln. Den Knoblauch schälen und hacken.
2. Nun das Olivenöl in einer Pfanne erhitzen und Zwiebel und Knoblauch darin glasig andünsten.
3. Anschließend mit den Tomaten ablöschen und für 20 Minuten einkochen lassen.
4. Zum Schluss noch mit Salz, Pfeffer, Oregano, Basilikum und Stevia abschmecken und entweder sofort auf die Pizza geben oder in einem Glas im Kühlschrank aufbewahren.

Joghurt-Dressing

Nährwerte pro Portion: 95 kcal, 5 g KH, 4 g EW, 6 g FE

Punkte pro Portion: 3

Zutaten für <u>4 Portionen:</u>

- ➤ 300 g Naturjoghurt, 3,5 %
- ➤ 1 EL Olivenöl
- ➤ eine Handvoll Gartenkräuter
- ➤ 1 TL Chiliflocken
- ➤ 1 Prise Salz und Pfeffer
- ➤ 1 Prise Stevia
- ➤ 1 EL Zitronensaft

Zubereitung:

1. Als Erstes die Gartenkräuter putzen und fein hacken.
2. In einer Schale Joghurt und Olivenöl cremig rühren und die Kräuter untermischen.
3. Alles mit Zitronensaft, Chili, Salz, Pfeffer und Stevia abschmecken.

Sweet-Chili-Sauce

Nährwerte pro Portion: 20 kcal, 1 g KH, 2 g EW, 0 g FE

Punkte pro Portion: 5

Zutaten für 5 Portionen:

- 300 ml Wasser
- 100 g Apfelessig
- 200 g Stevia
- 20 g Chilischoten
- 2 Knoblauchzehen
- 16 g Mandelmehl
- 1 g Xanthan
- 1 g Agar-Agar
- 1 TL Salz

Zubereitung:

1. Zuerst Mandelmehl, Xanthan, Agar-Agar und Salz in eine Schüssel geben und mischen.
2. Anschließend den Knoblauch schälen und grob zerkleinern. Zusammen mit dem Chili in einen Mixer geben und pürieren.
3. Nun Wasser in einen Topf gießen und Chilimischung, Apfelessig und Stevia einrühren. Alles zum Kochen bringen und für 10 Minuten einreduzieren lassen.
4. Im Anschluss die Mandelmehlmischung nach und nach in den Topf geben und untermengen. Alles für weitere 10 Minuten köcheln lassen. Dabei gelegentlich umrühren.
5. Die fertige Sauce in vorher ausgekochte Gläser füllen und verschließen. Die Sauce hält sich für ca. 6 Monate. Nach Anbruch im Kühlschrank lagern. Dort hält sie sich noch ca. 1 Woche.

BBQ-Sauce

Nährwerte pro Portion: 21 kcal, 3 g KH, 1 g EW, 0 g FE

Punkte pro Portion: 0

Zutaten für <u>15 Portionen:</u>

➢ 200 g Tomatenmark
➢ 1 Knoblauchzehen, gehackt
➢ 2 EL Apfelessig
➢ 2 EL Sojasauce
➢ 1 EL Zwiebelpulver
➢ 2 TL Senf
➢ 2 TL Paprikapulver
➢ 1 TL Cumin
➢ 1 TL Salz
➢ 1 TL Chilipulver
➢ 2 Prisen Stevia
➢ 300 ml Wasser

Zubereitung:

1. Diese Sauce eignet sich sehr gut als Sauce zum Grillen oder zum Marinieren von Fleisch.
2. Einfach alle Zutaten zusammen in einen Topf geben, umrühren und bei mittlerer Wärmezufuhr zum Kochen bringen.
3. Anschließend die Sauce für 30 Minuten einkochen lassen, damit sie dickflüssiger wird.
4. Zum Schluss die fertige Sauce in ein Glas füllen und im Kühlschrank lagern. Dort hält sich die Sauce mehrere Wochen.

Nach- und Süßspeisen

Zum Abschluss der vielen Rezepte erwartet Sie ein bunter Mix, der Ihnen die eine oder andere Besonderheit beschert. Beispielsweise profitieren Sie von selbstgemachten Popcorn. Sollten Sie also zu der kleinen Gruppe an Personen gehören, die auch im heimischen Kino mit dem Partner, Freundinnen oder allein Popcorn nascht, dann erwarten Sie zwei Rezepte hierzu. Oder sind Sie ein absoluter Waffel-Fan? Verständlich, schließlich haben Waffeln den Vorteil, dass Sie diese beliebig garnieren oder bestreichen können. Zudem hat die warme Süßspeise insbesondere im Winter ihre Daseinsberechtigung. Mögen Sie eventuell Grießbrei? Probieren Sie den Grießbrei mit warmem Rhabarberkompott; eine Nachspeise, die sich zu jeder Jahreszeit genießen lässt!

Schnuppern Sie an unserer bunten Konstellation von Nach- und Süßspeisen! Nichts Besonderes, aber in einigen Situationen genau richtig ...

Waffeln

Nährwerte pro Portion: 275 kcal, 7 g KH, 8 g EW, 23 g FE

Punkte pro Portion: 9

Zutaten für <u>8 Portionen:</u>

➢ 160 g Butter
➢ 160 g Mandeln, gemahlen
➢ 6 Eier
➢ 2 Bananen
➢ 1 TL Backpulver
➢ 1 TL Stevia
➢ 100 ml Cremefine zum Schlagen
➢ 1 Schuss Orangensaft
➢ Butter für das Waffeleisen

Zubereitung:

1. Zunächst die Bananen schälen und in einer Schüssel mit einer Gabel zerquetschen.
2. In einer weiteren Schüssel die Butter schaumig schlagen und die Banane nach und nach untermengen.
3. Anschließend die Eier aufschlagen und ebenfalls zur Mischung geben.
4. Nun in einer dritten Schüssel Mandeln, Stevia und Backpulver vermengen und esslöffelweise unter die Bananenmischung rühren.
5. Danach das Waffeleisen erhitzen und mit etwas Butter einstreichen. Eine Kelle des fertigen Teiges hineingeben und die Waffeln goldgelb ausbacken.
6. Währenddessen die Sahne zusammen mit dem Orangensaft steif schlagen und zusammen mit den fertigen Waffeln servieren.

Erdbeereis

Nährwerte pro Portion: 97 kcal, 6 g KH, 1 g EW, 7 g FE

Punkte pro Portion: 4

Zutaten für <u>4 Portionen</u>:

- ➢ 250 g Erdbeeren
- ➢ 3 EL Milch, fettarm, 1,5 %
- ➢ 125 g Cremefine zum Schlagen
- ➢ 2 EL Zitronensaft
- ➢ 1 TL Stevia

Zubereitung:

1. Als Erstes die Milch in einen Topf füllen und zusammen mit Stevia so lange erwärmen, bis sich das Pulver aufgelöst hat. Anschließend abkühlen lassen.
2. Währenddessen die Erdbeeren waschen, das Grün entfernen und das Fruchtfleisch im Mixer pürieren.
3. Dann den Zitronensaft in die Milch rühren und alles zu den Erdbeeren geben und gut vermengen.
4. Nun die Masse durch ein Sieb passieren, um die gröberen Stückchen herauszufiltern.
5. Im Anschluss die Sahne steif schlagen und vorsichtig unter die Erdbeermischung heben.
6. Die Eismasse entweder in eine Eismaschine geben oder in eine Gefrierdose füllen und kühlen lassen. Wird die Masse im Gefrierfach gefroren, diese gelegentlich umrühren, damit keine Eiskristalle entstehen.

Grießbrei mit Rhabarber-Kompott

Nährwerte pro Portion: 221 kcal, 35 g KH, 11 g EW, 4 g FE

Punkte pro Portion: 8

Zutaten für <u>5 Portionen:</u>

- ➢ 1 l Milch, fettarm, 1,5 %
- ➢ 170 g Hirse
- ➢ 500 g Rhabarber
- ➢ 1 Vanilleschote
- ➢ 1 TL Stevia
- ➢ 1 TL Natron

Zubereitung:

1. Zuerst die Hirse gründlich unter fließendem Wasser abspülen und trocknen lassen.
2. Währenddessen den Rhabarber putzen und grob zerkleinern. Mit etwas Wasser in einen Topf geben und bei geringer Wärmezufuhr weich werden lassen.
3. Sobald der Rhabarber weich ist, Natron unterrühren und mit Stevia süßen.
4. Nun die getrocknete Hirse im Mixer pulverisieren. Die Vanilleschote halbieren und das Mark mit einem Messer herauskratzen.
5. Anschließend die Milch in einen Topf füllen und Vanillemark und -schote hineingeben. Alles kurz aufkochen lassen und die Hirse nach und nach hineinrieseln lassen und einrühren.
6. Der Hirsebrei wird so lange gerührt und erwärmt, bis die gewünscht Konsistenz entstanden ist. Dabei beachten, dass der Brei auch während des Abkühlens noch etwas dicker wird.
7. Den fertigen Grießbrei zusammen mit dem Rhabarber-Kompott servieren.

Erdbeermousse

Nährwerte pro Portion: 161 kcal, 7 g KH, 3 g EW, 13 g FE

Punkte pro Portion: 7

Zutaten für <u>5 Portionen:</u>

➢ 300 ml Cremefine zum Schlagen
➢ 90 g Naturjoghurt, fettarm
➢ 250 g Erdbeeren
➢ 1 EL Zitronensaft, lauwarm
➢ 3 Blatt Gelatine
➢ 3 TL Stevia
➢ 1 cl Stevia Fluid

Zubereitung:

1. Zunächst die Erdbeeren waschen, das Grün entfernen und das Fruchtfleisch kleinschneiden.
2. Anschließend das Fruchtfleisch zusammen mit Joghurt und Stevia im Mixer pürieren.
3. Danach die Sahne steif schlagen und zur Seite stellen.
4. Nun die Gelatine in etwas Wasser einweichen, ausdrücken und in den Zitronensaft rühren.
5. Den Zitronensaft im Anschluss unter den Joghurt mischen und die Sahne vorsichtig unterheben.
6. Die Mousse in eine Schale umfüllen und im Kühlschrank erkalten und anziehen lassen.

Popcorn aus der Mikrowelle

Nährwerte pro Portion: 22 kcal, 4 g KH, 1 g EW, 0 g FE

Punkte pro Portion: 2

Zutaten für <u>1 Portion</u>:

➢ 25 g Popcornmais
➢ 1 Prise Stevia
➢ EL Wasser

Zubereitung:

1. Als Erstes in einer für die Mikrowelle geeigneten Schüssel Stevia und Wasser mischen.
2. Anschließend den Mais hinzugeben und gut verrühren, damit alle Maiskörner etwas von der Steviamischung abbekommen.
3. Nun in die Mikrowelle stellen und erhitzen. Sobald die ersten Körner gepoppt sind, geht es recht fix, daher gut aufpassen, da ansonsten die Gefahr besteht, dass das Popcorn anbrennt.

Popcorn aus dem Topf

Nährwerte pro Portion: 81 kcal, 2 g KH, 1 g EW, 8 g FE

Punkte pro Portion: 7

Zutaten für 5 Portionen:

➢ 70 g Popcornmais
➢ 2 EL Stevia
➢ 4 EL Kokosöl

Zubereitung:

1. Als Erstes das Öl in einen Topf geben und Stevia einrühren.
2. Anschließend den Mais einfüllen und alles gut vermischen. Bei hoher Wärmezufuhr erhitzen, bis der Mais zu poppen beginnt.

Tipp:

Wenn man einen Topf mit Glasdeckel verwendet, sieht man, wann alle Körner gepoppt sind.

Schlussteil

Haben Sie die Rezepte mit Neugier und Begeisterung ausprobiert? Sind Sie bereits in den Genuss einiger Vorteile gekommen? Besteht nun der Ansporn, weitere Schritte mit Stevia zu gehen, um den Zucker komplett aus der Ernährung zu verbannen?

Was auch immer Ihnen die Rezepte gebracht haben und noch bringen werden, Eines dürfen Sie nie vergessen: Es ist unmöglich, den Zucker komplett aus der eigenen Ernährung zu verbannen. Fassen Sie deswegen die Rezepte dieses Kochbuchs nicht als eine radikale Änderung Ihrer bisherigen Gewohnheiten auf. Es maßt sich keineswegs an, Ihr Leben umzukrempeln. Stattdessen soll dieses Kochbuch eine leichte Stütze für Sie sein, mit der Sie kulinarisch die Schritte, die Sie für richtig halten, in Ihrem Tempo gehen. Soll heißen: Wenn Sie die Rezepte nur hin und wieder als Abwechslung zum Zucker nutzen, dann sei Ihnen dies gegönnt. Schließlich sollen die Stevia-Rezepte auch dem Zweck der Abwechslung dienen. Ebenso ist alles in Ordnung, wenn Sie die Rezepte nur vorübergehend im Rahmen einer Diät nutzen.

Das Schlimmste, was Sie machen könnten, wäre, sich irgendwelche Verpflichtungen aufzuerlegen, um den Zucker komplett zu meiden. Denn Zucker kommt auch in natürlichen Lebensmitteln vor. Versuchen Sie, den Zuckerkonsum zu minimieren, aber gehen Sie den Weg entspannt. Alles andere wird von selbst kommen. Je häufiger Sie die Rezepte mit Stevia aus diesem Buch gezielt als Ersatz für zuckerbasierte Rezepte verwenden, umso eher wird es Ihnen glücken, kein Verlangen mehr nach Zucker zu spüren. Denn die Gewöhnung an den Zucker wird schwinden und sich anstelle dessen Gewöhnung an gesunde Abwechslung etablieren. Und exakt dies ist das eigentliche Ziel: Den Zucker Schritt für Schritt absetzen, um den größten Nutzen aus den Rezepten dieses Buches und dem Zuckerersatz Stevia zu schöpfen.

Doch unabhängig davon, ob dies oder nur die erwähnte kleine Abwechslung Ihr Ziel waren bzw. sind: Das Wichtigste ist stets der Spaß am Leben, Kochen und Backen. Die Hoffnung ist, dass dieser Ratgeber einen Beitrag zu einem solchen Leben leisten kann. Denn Sie haben es sich auf jeden Fall verdient!

Gratis-Bonusheft

Vielen Dank noch einmal für den Erwerb dieses Buches. Als zusätzliches Dankeschön erhalten Sie von mir ein E-Book, als Bonus und völlig gratis.

Dieses beinhaltet eine noch umfassendere Behandlung der vielen Zuckerfallen, die uns in unserer täglichen Ernährung begegnen und deren wir uns oft gar nicht bewusst sind. Das Bonusheft zeigt diese nicht nur auf, sondern liefert auch geeignete und attraktive Alternativen.

Sie können das Bonusheft folgendermaßen erhalten:

Um die geheime Download-Seite aufzurufen, öffnen Sie ein Browserfenster auf Ihrem Computer oder Smartphone und geben Sie Folgendes ein: zucker.tanjaludwig.com

Sie werden dann automatisch auf die Download-Seite geleitet.

Bitte beachten Sie, dass dieses Bonusheft nur für eine begrenzte Zeit zum Download verfügbar ist.

www.ingramcontent.com/pod-product-compliance
Lightning Source LLC
Chambersburg PA
CBHW080559030426
42336CB00019B/3254